医学遗传学实训指导及习题集

主 编 谌 蓉 何 露

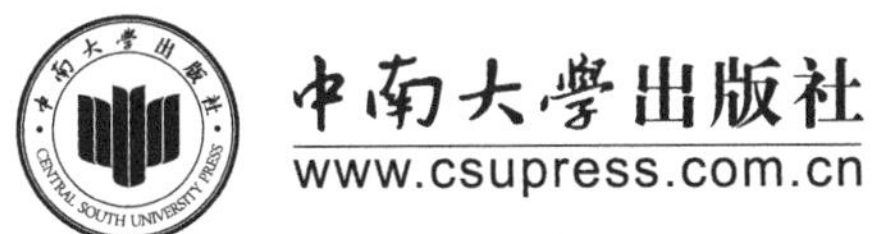

《医学遗传学实训指导及习题集》编委会

主　编:谌　蓉　何　露

副主编:李学军　曾凡胜　李　瑜

编　者:何雪梅　李默思　周　琳　罗　伟　杨　杰

前　言

近年来，随着医疗技术水平的提高，传染病等其他疾病多数都已得到控制，而遗传病却越来越成为严重威胁人类健康的常见病和多发病。作为一名医务工作者，有必要了解遗传病的特征、发病病因和发病机制以及常见遗传病。

《医学遗传学》课程是基础医学与临床医学之间的一门重要的桥梁课程。医学遗传学实验是医学遗传学课程的重要组成内容。实验课有助于学生进一步了解和掌握本学科的基本实验内容和操作技能，习题有助于学生加深和巩固基础理论知识。我校属于医学类高职高专院校，更注重对技能型人才的培养，因而结合我校学生学习的实际情况，我们编写了这本《医学遗传学实训指导及习题集》。

在本书的编写过程中，我们参考借鉴了全国高等医学院校教材及相关资料，在此向相关作者致以诚挚的谢意。

参编人员为长期从事教学工作和实验工作的教师，衷心感谢各位编者的辛勤付出。鉴于编者教学经验和学术水平有限，加上时间仓促，难免会有错漏不妥之处，敬请各位提出批评指正。

编者
2016 年 7 月

目 录

第一部分　实训指导

实验须知

一、医学遗传学实验目的和要求

医学遗传学实验是医学遗传学课程的重要组成内容。实验课有助于学生加深和巩固基础理论知识，并进一步了解和掌握本学科的基本实验内容和操作技能。在培养学生提出问题、分析问题和解决问题能力方面具有重要的作用。实验课要求学生做到以下几点：

1. 实验课前做好预习，明确实验目的、实验原理。
2. 复习相关理论知识，熟悉实验的主要步骤。
3. 初步估计和判定实验的可能结果。

二、实验操作过程中的注意事项

1. 认真操作，仔细观察实验现象并及时记录，综合分析得出实验结论。
2. 如果实验结果与理论结果不一致，须及时进行科学分析，判断结果的可靠性，寻找出现误差的原因。
3. 各种实验试剂用后放回原处，瓶盖封严，轻拿轻放。
4. 使用微量加样器时，一定调整好取用量，按使用要求操作。
5. 实验室应保持肃静，注意清洁卫生，实验中用过的废弃物品要及时清理，避免堵塞下水管道。

三、实验后的注意事项

1. 实验后，整理清洁所用仪器、设备，注意放回原位，以备下次使用。
2. 如有仪器损坏，要及时填写破损报告，并报告老师。
3. 离开实验室前，检查并关闭门、窗、水、电。

四、实验室的意外处理

实验室如遇着火、烫伤等意外事件发生，必须镇静做紧急处理，并立即报告老师。

1. 着火：如遇酒精灯推倒或其他原因着火，首先将一切易燃品移至远处，然后用水扑灭或者切断电源。

2. 烧伤：皮肤被火灼伤，用烫伤软膏涂抹，如伤势较重，立即送医院治疗。

3. 如有毒药品泼溅到皮肤上，如 EB，同位素等，应用大量清水进行清洗，必要时，去医院处理。

4. 割伤出血：遇玻璃等锐器割伤出血，可用碘酒或消毒酒精消毒后，用纱布包扎。如有玻璃留在伤口，应去医院并在处理前先取出。

实训一　人类非显带染色体核型分析

【实验目的】

1. 了解正常人类细胞染色体的形态和数目。
2. 掌握染色体分类、分组识别的特征。
3. 掌握核型分析的基本方法。

【实验原理】

人类非显带染色体的核型分析是研究染色体的一项基本内容，是发现和确定染色体异常和染色体畸变的基本手段和诊断基础。人类正常体细胞中含有 46 条染色体，称二倍体（以 2n = 46 表示）。根据人类细胞染色体命名的国际体制（ISCN），人类体细胞的 46 条染色体分成 23 对，22 对常染色体按长度递减依次编为 1 ~ 22 号，性染色体分别称为 X 和 Y。根据各对染色体的长度和着丝粒位置的不同，46 条染色体划分为 A、B、C、D、E、F、G 组 7 个组。其中 X 染色体按大小和着丝粒的位置列入 C 组，Y 染色体列入 G 组。

核型是一个体细胞内全部染色体排列所组成的图像。一般通过显微镜照相和描绘的方法获得。核型分析可用于人类染色体病的诊断、胎儿性别和染色体病的产前诊断，以及肿瘤的临床诊断、预后及药物疗效观察等。

【实验用品与材料】

显微镜、香柏油、二甲苯、擦镜纸、人类常规制备的染色体标本片、人类中期非显带染色体照片（附录 1）、核型分析报告单（附录 2）、剪刀、胶水、镊子、棉签。

【实验内容及方法】

（一）人类染色体标本片的观察

取非显带染色体标本片，先在低倍镜下观察，选择染色体形态良好，分散适中的中期分裂象，移至视野中央，然后换油镜仔细观察分析染色体的形态特征，区分中央着丝粒染色体、亚中着丝粒染色体、近端着丝粒染色体，并对染色体进行计数。

（二）染色体非显带核型分析

1. 计数：取人类非显带染色体放大照片，统计染色体总数，确定染色体数目有无异常。

2. 剪排：沿着染色体轮廓逐个将染色体剪下来，初步按大小依次排列。

3. 分组编号：根据表 1 - 1 中各组染色体的特征和鉴别要求分组、编号。可按下列顺序进行：A 组—B 组—D 组—G 组—F 组—E 组—C 组。

4. 粘贴：用棉签沾取少量胶水，将染色体按分组和序号粘贴在报告单上。

注意：染色体短臂朝上，长臂朝下，每条染色体的着丝粒位于一条水平线上。

5. 结果分析：按“染色体总数，性染色体组成”的格式记录核型。如：46，XY，表示正常男性核型。

表 1-1 人类染色体分组、编号及主要形态特征

组号	染色体号	大小	着丝粒位置	次缢痕	随体	可鉴别程度
A	1～3	最大	1、3 中央；2 亚中	1 号常见	—	可鉴别
B	4～5	次大	亚中	—	—	难鉴别
C	6～12、X	中等	亚中	9 号常见	—	难鉴别
D	13～15	中等	近端	—	有	难鉴别
E	16～18	较小	16 中央；17、18 亚中	—	—	16 可鉴别，17、18 难鉴别
F	19～20	次小	中央	—	—	难鉴别
G	21～22、Y	最小	近端	—	21、22 有，Y 无	可鉴别

【注意事项】

1. 实验操作时不宜面对剪下的染色体大声说话、咳嗽和打喷嚏，以免染色体吹跑遗失。

2. 剪贴时应注意一对染色体要排列紧密，不要有间隔，而每对之间要有间隔。着丝粒都要排列在横线上。上下线染色体要求对齐排列。

3. 按染色体轮廓剪成长方形，以便排列、配对和粘贴。

【实验结果与实验报告】

1. 每人交一份剪贴好的染色体核型分析报告单。

2. 进行性别诊断并写出核型。

【思考题】

什么是核型与核型分析？正常男性与正常女性的核型如何表示？

实训二　细胞分裂

【实验目的】

1. 掌握细胞有丝分裂临时装片的制作。
2. 熟悉动植物有丝分裂和减数分裂过程及各期的特征。
3. 了解动植物细胞有丝分裂的异同点及减数分裂的重要意义。

【实验原理】

有丝分裂是真核生物体细胞增殖的分裂方式。一次有丝分裂过程中，细胞分裂一次，DNA 复制一次，染色体同时也分裂了一次，并且精确地平均分配到两个子细胞中。因此每个子细胞都含有与原来亲代细胞相同的染色体数，这样保证了子细胞具有与亲代细胞完全相同的遗传信息，从而保证了机体所有细胞染色体数目的恒定性。

减数分裂是二倍体生殖细胞在形成配子时的一种特殊的细胞分裂形式，研究减数分裂在细胞遗传学的理论和应用上都有重要意义。对人类减数分裂的研究可以阐明一些染色体畸变的根本原因。

【实验用品与材料】

1. 试剂：质量分数为 15% 的盐酸、95% 乙醇、0.01g/mL 的甲紫溶液（或醋酸洋红液）、清水。

2. 器材：显微镜、剪刀、镊子、培养皿、广口瓶、载玻片、盖玻片、吸水纸、擦镜纸、带橡皮头的铅笔。

3. 标本：洋葱根尖、洋葱根尖纵切片、马蛔虫横切片。

【实验内容及方法】

（一）洋葱根尖的培养

在上实验课前的 3～4 天，取广口瓶装满清水，将洋葱放在广口瓶上，让洋葱的底部接触瓶内的水面，然后放在温暖的地方培养。等到根长约 5cm 时，取生长健壮的根尖制成临时装片。

（二）临时装片的制作

1. 取材与解离：取材时间最好是选择上午 10 点至下午 2 点。用剪刀剪取洋葱根尖 2～3mm，立即放入盛有盐酸和酒精混合液（体积比 1∶1）的培养皿中，在室温下解离 3～5 分钟，直到根尖酥软为止。

2. 漂洗：待根尖酥软后，用镊子夹出放入盛有清水的培养皿中漂洗 10 分钟。一方面是为了洗去药液，防止解离过度；另一方面因为染色液是碱性，若不漂洗，酸碱会发生反应，不利于着色。

3. 染色：把根尖放入盛有甲紫溶液（或醋酸洋红液）的培养皿中染色 3 ~ 5 分钟。能被碱性染液染成深色的物质是染色体。

4. 制片：用镊子将根尖取出放在载玻片上，滴一滴清水后用镊子把根尖弄碎，盖上盖玻片，在盖玻片上再加一块载玻片，然后用拇指轻压载玻片，使细胞分散开。

（三）观察有丝分裂

1. 观察制作的洋葱根尖装片。

2. 观察洋葱根尖纵切片：洋葱细胞有 16 条染色体，有丝分裂过程上基本上是相同的。

取洋葱根尖纵切片，先在低倍镜下观察，找到根尖的生长区，生长区的细胞排列紧密，分裂旺盛，可找到不同分裂时期的细胞。然后换高倍镜，根据各期特点寻找间期、前期、中期、后期、末期的细胞，其特点如下：

（1）前期：细胞核膨大，染色质缩短变粗成为染色体，核仁、核膜消失，染色体分散在细胞内。

（2）中期：每个染色体由两条染色单体组成，集中排列在细胞的赤道面上，同时形成纺锤体。

（3）后期：着丝粒纵裂一分为二，姐妹染色单体分离，形成两组染色体，分别移向细胞的两极。

（4）末期：移到两极的染色体再解旋为染色质，核仁、核膜出现，形成新细胞核。此外，在赤道板处形成细胞板，进而在细胞板的两侧形成细胞壁，最后分隔成为两个子细胞。

（四）观察减数分裂

在显微镜下，观察马蛔虫细胞减数分裂各期图。

先用低倍镜找到细胞分裂相较多的视野，可见有处于不同时期的细胞，然后逐步找出减数分裂各期分裂象，用高倍镜（或油镜）仔细观察，着重观察第一次减数分裂的形态变化。

1. 第一次分裂

（1）前期 Ⅰ：此期时间长而且变化复杂，按染色体的形态变化又分为五个时期。

①细线期：染色体细而长，其上经常有染色粒以固定的距离排列，染色体相互绕成一团，核仁明显。

②偶线期：同源染色体联会配对，每对染色体形成一个二价体，染色体形态仍较细长。

③粗线期：染色体变得粗短，每一条染色体都由两条染色单体构成，一个二价体包括四条染色单体，构成四分体，同源染色体间开始发生交叉，但在形态上难以见到。

④双线期：染色体继续缩短变粗，同源染色体开始分离，但不完全分开，在交叉的部位连在一起。镜下可看到交叉现象，且交叉逐渐端化，因此，可看到染色体形态上呈 X 形、0 形和∞形，核仁显著变小。

⑤终变期：染色体更粗短，相互排斥而分离，由于四分体间交叉点的位置不同而呈现

出“0”、“8”、“X”、“+”等各种形状，核仁、核膜消失，此时染色体形态最清楚，便于计数。

(2)中期Ⅰ：四分体排列于赤道板上。

(3)后期Ⅰ：每个四分体分为两个二分体，并移向两极。

(4)末期Ⅰ：二分体移到两极，分别形成两个细胞核。

2. 第二次分裂：与有丝分裂过程相似，最后形成四个子细胞。但分裂象较小，以二分体为单位进行分裂。

(1)前期Ⅱ：时间很短或根本缺如。

(2)中期Ⅱ：各二分体排列在中央赤道板上。

(3)后期Ⅱ：染色体(二分体)的着丝粒一分为二，姐妹染色单体分开，分别移向两极。

(4)末期Ⅱ：移向两极的染色体(单分体)分别形成两个细胞核，每个核中含有 n 个单分体。

【实验结果与实验报告】

绘出洋葱根尖细胞有丝分裂各时期图。

【思考题】

1. 比较动植物细胞有丝分裂的不同。

2. 减数分裂有何生物学意义？为什么说减数分裂是遗传学三大定律的细胞学基础？

实训三 人类X染色质标本的制备与观察

【实验目的】

1. 初步掌握X染色质标本的制备方法。
2. 学会观察识别X染色质，熟悉其形态特征、数目及所在部位。
3. 了解X染色质形成的原理及X染色质检查的临床意义。

【实验原理】

根据Lyon假说，女性间期细胞核内的X染色体中只有一条有转录活性，能活跃地进行复制和转录，其余的X染色体以“失活”的形式存在，没有转录活性。因而正常女性的间期细胞核中就有一条“失活”的X染色体形成的，不具有转录活性并呈异固缩状态的X染色质，也称X小体或巴氏小体。X小体的数目是X染色体数目减1。若女性细胞中有三条X染色体，则在间期细胞核中能看到两个X小体。正常男性只有一条X染色体，因而不发生异固缩，间期体细胞中见不到X小体。但先天性睾丸发育不全症患者(核型：47，XXY)，在细胞核中也可见到X染色质。因此通过X染色质数目的检查，可以鉴定胎儿的性别和畸形，具有重要的临床意义。

X染色质大多位于间期细胞核膜内侧缘，直径1微米左右，被碱性染料浓染。其形状不一，有球形、扁凸状、三角形和半圆形等。正常女性间期细胞中，X染色质阳性检出率为20% ~70%，大多为30% ~50%，高时可达70%以上；男性细胞中则平均低于1%。可采用口腔黏膜上皮细胞、绒毛细胞、羊水细胞等进行检查。

【实验用品与材料】

1. 试剂：0.85%生理盐水、甲醇、冰醋酸、95%乙醇、硫堇染液、香柏油、二甲苯。
2. 器材：光学显微镜、离心机、小吸管、载玻片、盖玻片、烧杯(50mL)、量筒(50mL)、染色缸、小吸头、牙签、片盘、镊子、擦镜纸。
3. 标本：人口腔黏膜上皮细胞

【实验内容及方法】

1. 取5mL离心管，加入5mL 0.85%生理盐水。
2. 受检者漱口3 ~4次后，用牙签钝端刮取口腔颊部黏膜，在同一部位连续刮取数次，置离心管内生理盐水中涮洗，弃掉牙签。用吸管轻轻吹打涮洗下来的细胞，然后以1500r/min离心10分钟。
3. 弃上清液，加入新鲜配制的固定液(甲醇:冰醋酸 =3:1)5 mL，轻轻吹打均匀，室温固定10分钟。

4. 1500r/min 离心 10 分钟，弃上清液，留下细胞团，加固定液数滴(加入量视底物量而定)，充分混匀成悬液。取细胞悬液滴在清洁的载玻片上，每片约 2 滴，空气干燥。

5. 硫堇染色法：

(1)将空气干燥后的制片放入蒸馏水中漂洗数分钟。

(2)将标本置入 5mol/L HCl 溶液中，室温下水解 10 分钟。

(3)在新鲜的蒸馏水中漂洗四次，充分洗掉 HCl。

(4)将制片置入硫堇染液中染色 30 分钟。

(5)在蒸馏水漂洗后，晾干，加 50% 酒精漂洗一次。

(6) 70% 酒精分色半分钟。

(7) 95%、100% 酒精脱水各 1 ~2 分钟。

(8)二甲苯透明两次(1 ~2 分钟)，加拿大树胶封片。

6. 镜检：先在低倍镜下找到细胞较集中而又均匀分散的细胞群，观察到染成蓝黑色的细胞核，然后转油镜观察 X 染色质。

【注意事项】

1. 口腔颊部刮片时，用力要适当、均匀，以求刮下的细胞可以观察到 X 染色质。
2. 掌握好盐酸水解的时间和温度。
3. 计数时，凡位于细胞核中间的浓染小体均不予计数。

【实验结果与实验报告】

1. 绘出一个所观察的含有 X 染色质的口腔黏膜上皮细胞。
2. 镜检 100 个细胞，统计含有 X 染色质细胞的百分比。

【思考题】

简述 X 染色质的形成机制。

实训四 人类正常性状的遗传学分析

【实验目的】

1. 掌握 ABO 血型鉴定的原理及方法。

2. 理解共显性和不完全显性的概念，练习基因频率和基因型频率的计算。

3. 通过人类各种性状的调查分析，了解其遗传方式，初步培养群体调查和系谱分析的能力。

【实验原理】

人类的各种性状都是由特定的基因控制而形成的。由于每个人的遗传基础不同，某一特定的性状在不同人的身上会有不同的表现。对特定群体进行某一性状的调查，并将调查材料进行整理分析，可以初步了解此性状的遗传方式、控制该性状的基因的性质，并能计算出该群体中相应的基因型频率和基因频率。

【实验用品与材料】

1. 试剂：抗 A、抗 B 标准血清、生理盐水。

2. 器材：70% 酒精棉球、消毒干棉球、一次性采血针、载玻片、消毒牙签、吸管。

【实验内容及方法】

检测自己的血型，观察卷舌等性状，对自己的家族进行调查，绘制系谱图，确定该性状的遗传特性，同时对本班同学的性状及基因型作统计。

(一) 人类 ABO 血型检测

ABO 血型是人体的一种遗传性状，受 9 号染色体上一组复等位基因(I^A、I^B、i)控制，是红细胞血型系统的一种。人类的红细胞表面有 A 和 B 两种抗原，血清中有抗 B(β 凝集素)和抗 A(α 凝集素)两种天然抗体，依抗原和抗体存在的情况，可将人类的血型分为 A、B、AB、O 四种血型(表 4 - 1)。

表 4－1 ABO 血型遗传特征

表型	基因型	红细胞膜上的抗原	血清中的天然抗体
A	I^AI^A、I^Ai	A	抗 B(β)
B	I^BI^B、I^Bi	B	抗 A(α)
AB	I^AI^B	A、B	—
O	ii	—	抗 A(α)、抗 B(β)

根据抗 A 和抗 B 可分别与 A 抗原和 B 抗原结合而使红细胞凝集的原理，可对未知血型进行鉴定。给定抗 A 和抗 B 两种标准血清，如果受检者红细胞只在抗 A 中发生凝集的为 B 型，只在抗 B 中凝集的为 A 型，在两种标准血清中都凝集的为 AB 型，都不凝集的为 O 型。

一般实验室常用的方法有试管法与玻片法。试管法的优点是敏感，较少发生假凝集；玻片法则简便易行，但若控制不好，易发生不规则的凝集现象。本实验采用玻片法。

1. 标记：取一张清洁的双凹载玻片，在两端上角用记号笔分别标记抗 A 和抗 B，用吸管分别吸取抗 A 和抗 B 标准血清各一滴，滴入玻片相应部位。

2. 采血：用 70% 酒精棉球消毒受检者的耳垂或指端，用一次性采血针刺破皮肤，待出血后用一次性采血针的一端沾血少许，搅拌在 A 型标准血清中，拌匀后再用一次性采血针的另一端沾血少许，搅拌在 B 型标准血清中。切记不能使 A、B 血清相混。

3. 观察：静置 1 分钟后，观察凝集现象。凡红细胞分散者为不凝集，而红细胞成群且有粘连者为凝集。不明显的用显微镜观察。

4. 判断：根据 ABO 血型检查结果，判断血型。

（二）性状调查

以下所列为人体的几种单基因性状，请选择几种性状对班级同学进行调查，统计结果，并根据表型计算出这个小群体中相应的基因频率。或对自己的家族成员进行调查，绘系谱图，分析该性状的遗传特性，验证决定该性状的基因的性质。

1. 卷舌性状：在人群中，有的人能够卷舌，即舌的两侧能在口腔中向上卷成筒状（U 形），称为卷舌者，受显性基因（T）控制，为显性性状，有的人则不能。

2. 眼睑性状：人群中的眼睑可分为单重睑（俗称单眼皮，又叫上睑赘皮）和双重睑（俗称双眼皮）两种表型。一般认为双眼皮受显性基因控制，为显性性状；单眼皮为隐性性状。但对这类性状的性质和遗传方式目前尚有争论，还有待进一步研究。

3. 耳垂性状：人群中的不同个体的耳朵可明显区分为有耳垂与无耳垂两种情况。其中有耳垂为显性性状，无耳垂为隐性性状。

4. 前额发际：人群中，有的人前额发际基本上属于平线，有的人在前额正中发际向下延伸呈峰形，即明显地向前突出形成 V 字形，称寡妇尖。后者为显性性状。调查班级中同学的前额发际，呈峰形者记为"V"，平线者为"一"。

5. 发式和发旋：人类的发式有卷发和直发之分。东方人多为直发，为隐性性状，卷发则为显性性状。每个人头顶稍后方的中线处都有一个发旋（有的人可不止一个），其螺旋方向受遗传因素控制，顺时针方向者为显性性状，逆时针方向者为隐性性状。

6. 拇指端关节外展：人群中有的人大拇指的最后一节能弯向桡侧与拇指垂直轴线呈60°角。该性状呈隐性遗传，即纯合性个体的拇指端可向后卷曲。

7. 面部酒窝：人群中有的人面部有酒窝，有的人没有，有酒窝受显性基因控制，为显性性状。

8. 左右手嵌合：人的双手交叉时，有的人习惯右手拇指在上，有的人则恰好相反，习惯左手拇指在上。其中右手拇指在上为显性性状。

【实验结果与实验报告】

1. 计算出本班或本年级 ABO 血型的基因频率。
2. 将正常性状调查的结果汇总，分析所调查的性状的遗传方式(附录4)。
3. 计算班级中各种遗传性状的频率，据此计算本班同学中基因型频率和基因频率。

【思考题】

通过本实验，你对性状调查及系谱分析有哪些体会和认识？

实训五　单基因遗传病的系谱分析

【实验目的】

1. 掌握单基因遗传病的传递方式及其特点。
2. 掌握单基因遗传的系谱调查和分析方法。
3. 掌握系谱图的绘制方法和要求。

【实验原理】

系谱分析(pedigree analysis)是研究遗传病的一个常用方法，进行系谱分析前，首先对具有某种性状或疾病的家系成员进行详细的调查，再用规定的符号和格式绘制成反映家族各成员相互关系和性状出现或疾病发生情况的图解，也称家系图。然后根据遗传学的基本规律对各家系成员的表现型和基因型进行初步分析。通过分析，可以判断某种性状或遗传病是属于哪一种遗传方式(单基因遗传、多基因遗传)。该性状或疾病向家系中某些成员传递的概率，以及如果是单基因遗传，还可确定基因的性质(显性或是隐性)和基因是位于常染色体上还是性连锁遗传。

【实验用品与材料】

系谱分析纸、白纸、铅笔、尺子。

【实验内容及方法】

教师介绍单基因遗传病系谱特点和系谱绘制。

(一)单基因病系谱分析的步骤

1. 判断遗传病的显隐性

首先观察系谱图，根据系谱特点，分析患者亲代与子代之间是否具有连续性传递性。有连续性的可能是显性致病基因控制的遗传病；不连续的可能由隐性致病基因控制。

2. 判断此遗传病属于常染色体遗传、X 连锁遗传，还是 Y 连锁遗传

如果男女患病机会均等，遗传与性别无关，可能属于常染色体遗传；若患者女多男少，可能属于 X 连锁显性遗传；若患者男多女少，则可能属于 X 连锁隐性遗传；若传男不传女，且男性后代的男性全患病，可能属于 Y 连锁遗传。

3. 验证遗传病遗传方式

根据图谱写出相关亲代的基因型，在系谱图中验证，验证子代是否能得到系谱中子代的那些表现型。

(二)判断系谱遗传方式

分析下图中系谱A、B、C、D、E中单基因病的遗传方式，说出判断的依据，并写出先证者及其双亲的基因型(A表示常染色体显性基因，a表示常染色体隐性基因)

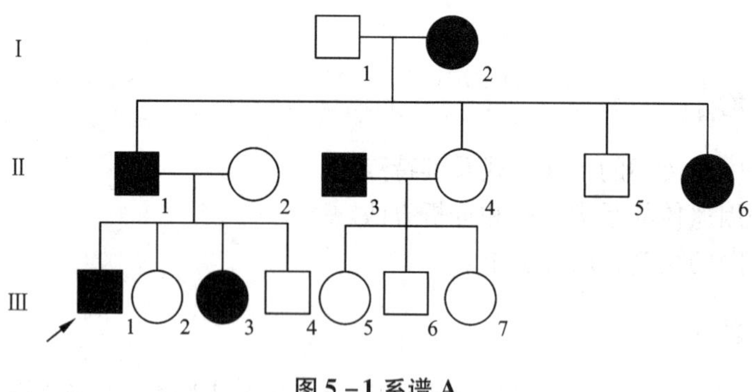

图5-1 系谱A

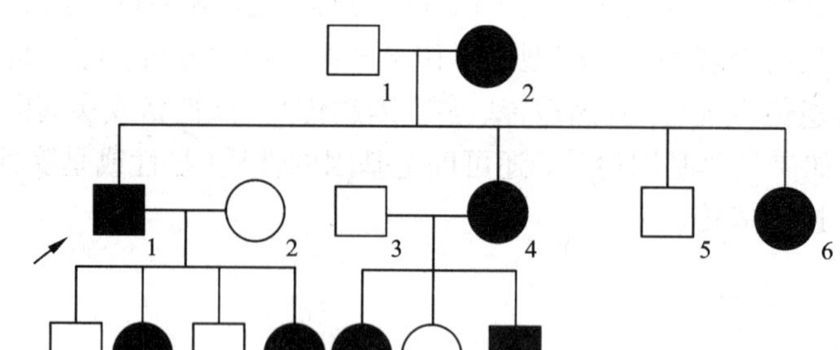

图5-2 系谱B

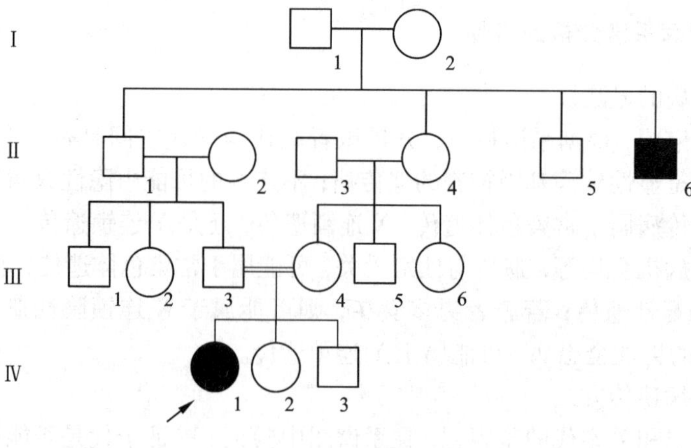

图5-3 系谱C

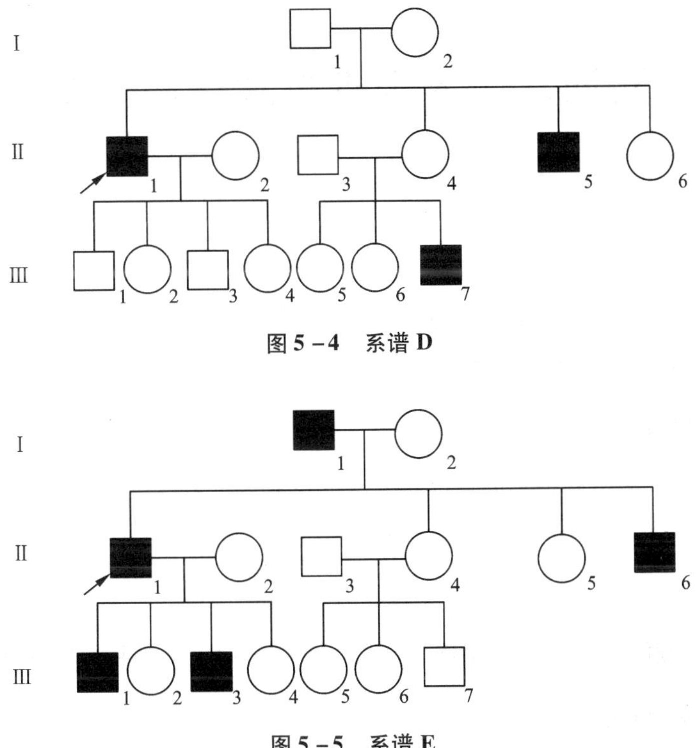

图 5－4　系谱 D

图 5－5　系谱 E

(三) 根据病例绘制系谱

张某(先证者)是一个外耳道多毛症的患者，他与正常女性结婚后，生有 3 个孩子：甲是 1 个患病的儿子，乙也是患病的儿子，丙是正常的女儿。甲、乙、丙三人后来都与正常的人结婚，甲生了正常女儿和一个患病的儿子；乙生了两个患病的儿子；丙生 2 个正常的儿子。

【实验结果与实验报告】

每组同学将分析结果写在实验报告本上，绘制好系谱图。

【思考题】

单基因遗传病的传递方式有哪些？各有何特点？

实训六　人类皮纹观察与分析

【实验目的】

1. 掌握皮纹分析的基本知识和方法。
2. 了解皮纹分析在遗传学中的应用。

【实验原理】

人体的手、脚掌面具有特定的皮纹。人类的皮肤真皮乳头向表皮突起，形成许多排列整齐、平行的乳头线，称为嵴纹。突起的嵴纹之间又形成凹陷的沟。这些凹凸的纹理就构成了人体的指(趾)纹和掌纹。目前，皮纹学技术已广泛应用于人类学、遗传学、法医学以及临床某些疾病的辅助诊断。

人体的皮纹在胚胎发育第13周开始出现，既有个体的特异性，又有高度的稳定性。

【实验用品与材料】

放大镜、印台、印油或油墨、瓷盘、白纸、直尺、铅笔、量角器、强力清洗剂。

【实验内容及方法】

(一)获取皮纹

1. 先在皮纹分析纸上依次填入姓名、性别、年龄和民族等，将检查纸平放在光滑桌面上，备用。

2. 将双手洗净、擦干，用印油或油墨均匀地涂抹手掌和手指。先将十个手指分别滚动印在检查纸的对应位置，然后再将手掌印下。

(二)观察皮纹

1. 指纹 手指末端腹面的皮纹称为指纹。根据纹理的走向和三叉点的数目，可将指纹分为三种类型：弓形纹、箕形纹、斗形纹(见图6－1)。

(1)弓形纹：特点是嵴线由一侧至另一侧，呈弓形，无中心点和三叉点。根据弓形的弯度分为简单弓形纹和篷帐式弓形纹。

(2)箕形纹：箕形纹俗称簸箕。在箕头的下方，纹线从一侧起始，斜向上弯曲，再回转到起始侧，形状似簸箕。此处有一呈三方向走行的纹线，该中心点称三叉点。根据箕口朝向的方位不同，可分为两种：箕口朝向手的尺侧者(朝向小指)称正箕或尺箕；箕口朝向手的桡侧者(朝向拇指)，称反箕或桡箕。

(3)斗形纹：是一种复杂、多形态的指纹。特点是具有两个或两个以上的三叉点。斗形纹可分绞形纹（双箕斗）、环形纹、螺形纹和囊形纹等。

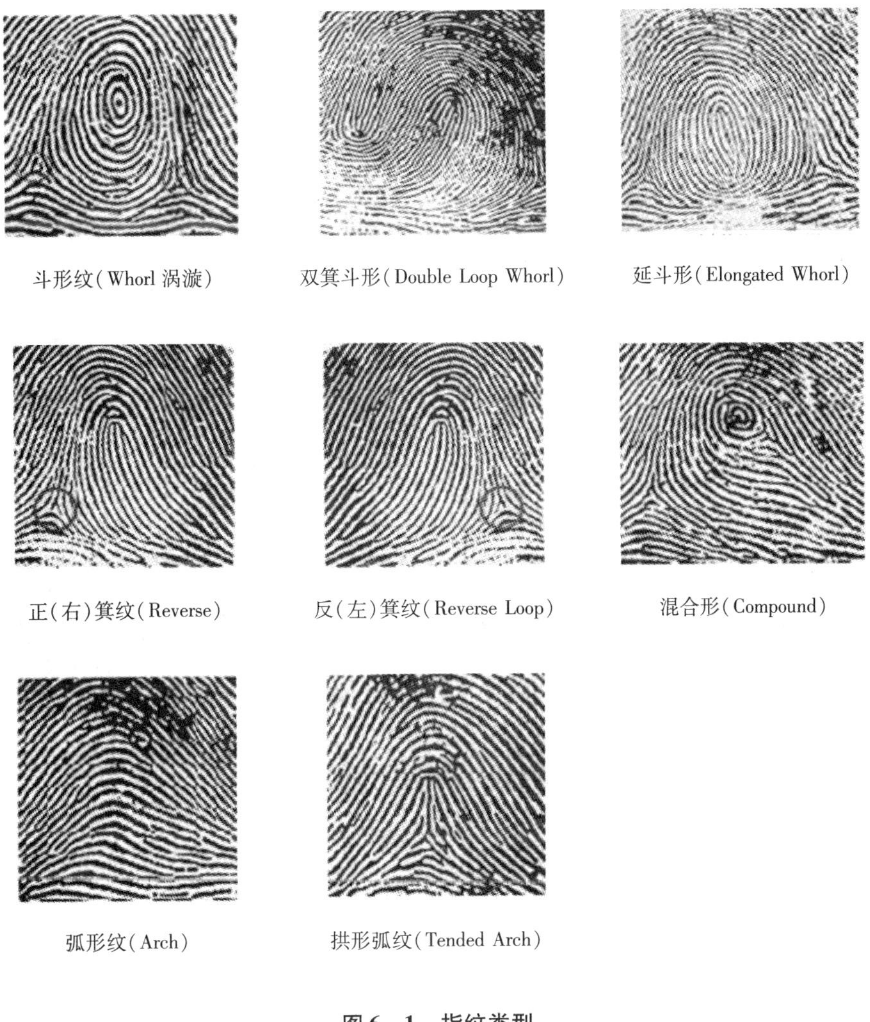

斗形纹（Whorl 涡漩）　双箕斗形（Double Loop Whorl）　延斗形（Elongated Whorl）

正（右）箕纹（Reverse）　反（左）箕纹（Reverse Loop）　混合形（Compound）

弧形纹（Arch）　拱形弧纹（Tended Arch）

图6－1　指纹类型

2. 掌纹 掌纹（见图6－2）分为五部分：

（1）大鱼际区：位于拇指下方。

（2）小鱼际区：位于小指下方。

（3）指间区：从拇指到小指的指根部间区域（$I_1 \sim I_4$）。

（4）三叉点及四条主线：在2、3、4、5指基部有三叉点a、b、c、d，并各引出一条主线，即A线，B线，C线和D线。

（5）atd角：正常人手掌靠腕部的大、小鱼际之间，具有一个三叉点，称轴三叉或t三叉。从三叉点a和三叉点d分别画直线与t三叉点相连，即构成atd角。可用量角器测量atd角度的大小，并确定t三叉点的具体位置。我国正常人atd角的平均值为41°。

3. 指褶纹和掌褶纹

褶纹是手掌和手指屈面各关节弯曲活动处所显示的褶纹。实际上褶纹不是皮肤纹理，但由于染色体病患者的指褶纹和掌褶纹有改变，所以列入皮纹，进行观察讨论。

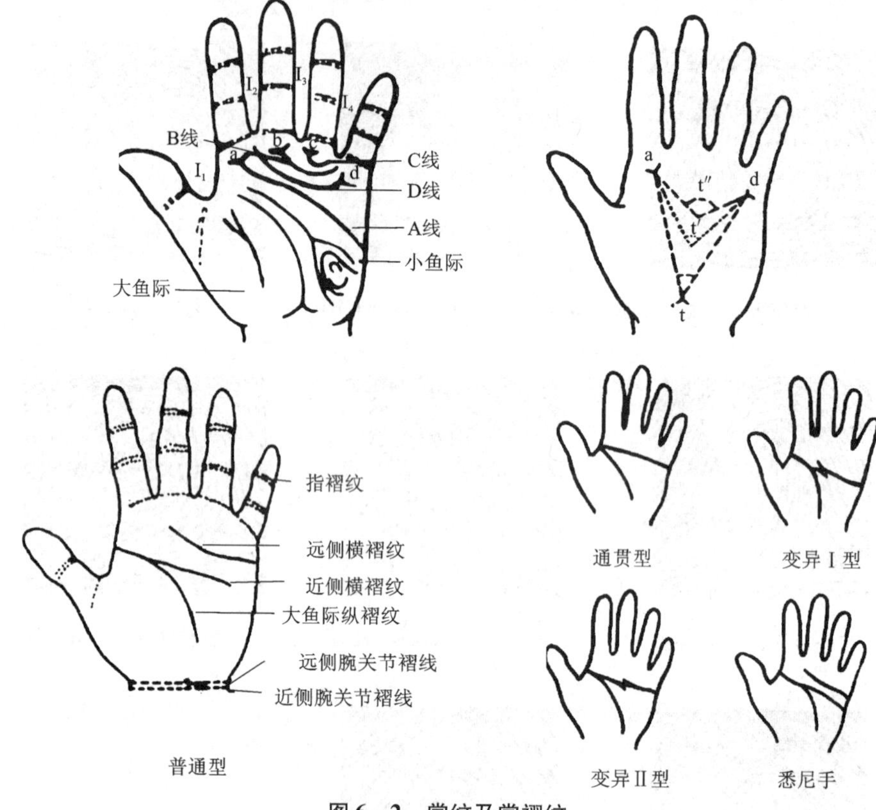

图6－2 掌纹及掌褶纹

(1)指褶纹：正常人除拇指只有一条指褶纹外，其余四指都有2条指褶纹与各指关节相对应。

(2)掌褶纹(见图6－2)：

①普通型：正常人手掌褶纹主要有三条，分别是：远侧横褶纹、近侧横褶纹、大鱼际纵褶纹。

②通贯掌：又称猿线。由远侧横褶纹与近侧横褶纹连成一条直线横贯全掌而形成。

③变异Ⅰ型：也称桥贯掌。表现为远侧和近侧横褶纹借助一条短的褶纹连接。

④变异Ⅱ型：又称叉贯掌。为一横贯全掌的褶纹，在其上下各方伸出一个小叉。

⑤悉尼掌：表现为近侧横褶纹通贯全掌，远侧横褶纹仍呈正常走向。这种掌褶纹多见于澳大利亚正常悉尼人群中，故称悉尼掌。

(三)计数、测量

1.指嵴纹计数：弓形纹由于没有圆心和三叉点，计数为零。箕形纹和斗形纹，则可从中心到三叉点中心绘一直线，计算直线通过的嵴纹数。斗形纹因有两个三叉点，可得到两个数值，只计多的一侧数值。双箕斗分别先计算两圆心与各自三叉点连线所通过的嵴纹数，再计算两圆心连线所通过的嵴纹数，然后将三个数相加起来的总数除以2，即为该指纹的嵴纹数。

2. 指嵴纹总数(TFRC)：为10个手指指嵴纹计数的总和。我国男性平均值为148条，女性为138条。

3. atd角：用量角器测量atd角的大小。

【实验报告与作业】

1. 观察自己指纹、掌纹、指褶纹和掌褶纹的类型(附录3)。
2. 计数指嵴纹总数(TFRC)。
3. 测量双手的atd角。

【思考题】

皮纹检查有什么临床意义?

实训七　遗传咨询

【实验目的】

1. 熟悉遗传咨询的一般过程。
2. 了解遗传病再发风险的估计方法。

【实验原理】

遗传咨询是医师或从事医学遗传学的工作人员用遗传学和临床医学的基本原理，确定某病是否为遗传病及其遗传方式、再发风险、如何防治等一系列问题，回答患者及家属提出的有关疾病的各种遗传学问题，并提出建议和指导。遗传咨询是减少遗传病患儿出生的有效方法之一，因此它是医学遗传学的一项重要研究内容。

【实验用品与材料】

病例资料、笔、白纸

【实验内容及方法】

1. 教师介绍遗传咨询有关知识和注意事项。
2. 教师下发病例资料并安排学生分组讨论。

病例资料：

1. 某种遗传病男女发病机会均等，而且发病的患者可出现在父母均正常的家庭中。现有一对表现都正常的姨表兄妹，准备结婚，虽然双方父母正常，但他们的舅表兄患有此病，所以前来咨询。

(1)请问此病的遗传方式如何？

(2)这对姨表兄妹都是携带者的可能性有多大？

(3)他们婚后出生此病患儿的概率是多大？

(4)如果他们均为携带者，那么他们婚后生出此病患者的可能性有多大？

2. 某女曾生育过一先天愚型患儿，现再次妊娠，惧怕再生同病患儿前来咨询。应该怎样计算再发风险？

3. 某男性，42岁，结婚两次，第一任配偶妊娠3次均于妊娠2个月左右流产，故离婚。与第二妻婚后，女方受孕2次亦均在3个月内流产。请分析流产的原因以及能否再次妊娠。

4. 一对夫妇生有苯丙酮尿症(PKU)的患儿，他们听说是遗传病后，前来咨询，问题是：

(1)他们二人及家庭各成员中全无这种病的患者，这怎么能算遗传病呢？

(2)是谁的问题？能不能治疗？他们再生一个孩子患PKU的可能性是多大？如何预防

患儿的出生？

5. 一对新婚夫妇，由于女方的弟弟患有白化病，害怕今后会生育白化病患儿前来咨询。

6. 一对夫妇婚后，怀孕5次，其中4胎流产，1胎多发畸形。经细胞遗传学检查丈夫为倒位携带者，他们还能否生出正常的孩子？如果能，表型正常的孩子的核型如何？

7. 苯丙酮尿症（AR）的群体发病率为万分之一，请问下列情况产生有病后代的概率是多大？

（1）两个正常的无亲缘关系的人结婚。

（2）一个患苯丙酮尿症的人与一个正常的无亲缘关系的人结婚。

（3）一个正常的人，其同胞患苯丙酮尿症，他（她）与一正常的无亲缘关系的人结婚。

8. 一位女性表型正常，父母和两个哥哥表型也正常，但因她的两个舅舅患有假肥大型肌营养不良症（XR）前来咨询。

（1）她是携带者的可能性有多大？

（2）如她与正常男性结婚，婚后生男孩的复发风险是多大？生女孩的复发风险是多大？

（3）如果她婚后生了一个患者，如再生育，则生一个正常孩子的可能性是多少？

【实验结果与实验报告】

每实验小组将讨论结果记录在实验报告本上。

【思考题】

遗传咨询时应注意什么？

实训八　人体外周血淋巴细胞培养及染色体标本制备

【实验目的】

1. 初步掌握人体外周血淋巴细胞短期培养的基本技术方法。
2. 初步掌握人体外周血淋巴细胞染色体标本制备的技术方法。

【实验原理】

人体外周血淋巴细胞培养及其染色体标本制备是国内外研究显示染色体最常用和效果最好的方法。此方法取材方便，用血量少，操作简便，现已广泛应用于基础医学、临床医学的研究和染色体病的诊断等。

健康成年人外周血淋巴细胞中，以小淋巴细胞为主，一般是已分化、处于 G_0期的细胞，几乎不具有分裂增殖能力。在离体血培养细胞中很难找到正在分裂的淋巴细胞，但在体外适宜培养条件下，经有丝分裂原如植物血球凝集素(PHA)的作用可以刺激小淋巴细胞发生转化重新进行有丝分裂，即在 PHA 作用下，处在 G_0期的小淋巴细胞可转化为淋巴母细胞。一般来说，制作染色体标本主要是显示细胞分裂中期染色体，因中期染色体形态最为典型、最为清晰，最易辨认，是研究染色体的最好阶段。因此，当该类细胞在体外经 PHA 刺激短暂培养后，需在终止细胞培养前数小时加入适当浓度的有丝分裂阻断剂——秋水仙素(或其衍生物秋水仙胺)。它可特异地抑制纺锤丝的形成、阻抑分裂中期活动而使细胞分裂停滞于中期。借此可获得大量中期分裂相细胞。

在进行染色体标本制备的过程中，首先要进行低渗处理，使细胞体积胀大、染色体松散开而便于观察分析。低渗后的细胞需用固定液固定。醋酸固定液具有膨胀、固定作用。它和醇类混合固定，有利于染色体松散，可获得分散好、易于分析的分裂中期染色体标本。

【实验用品与材料】

1. 试剂：RPMI－1640 营养液、小牛血清、0.25% 胰蛋白酶、Hank's 液、双抗(青霉素、链霉素)、2% 碘酒、75% 酒精、3.8% $NaHCO_3$、520U/mL 肝素、40μg/mL 秋水仙碱、PHA、0.075mol/L KCl 低渗液、甲醇、冰醋酸、Giemsa 染液、二甲苯和香柏油等。

2. 器材：超净工作台、光学显微镜(附照相设备)、隔水式恒温培养箱、离心机、冰箱、高压蒸汽灭菌器、电热鼓风干燥箱、无菌正压滤器、分析天平(感量 1/10 毫克)、架盘天平、链霉素培养瓶及瓶塞、肝素小瓶及瓶塞(取血用)、10mL 吸管、直头小吸管、5mL 刻度离心管、2mL 或 5mL 一次性注射器、量筒、烧杯、搪瓷盆、搪瓷盘、试管架、片盘、片盒、止血带、棉签、大吸球、小吸头、pH 试纸、废液缸、解剖剪刀、镊子、记号笔、4℃预冷的载玻片、酒精灯、火柴、染色缸或染色玻璃板和擦镜纸等。

3. 标本：人静脉血。

【实验内容及方法】

（一）采血

在采血前，对各种用品进行清洗、无菌处理，配制、分装并冻存培养液（5mL/瓶），用5mL 注射器抽取肝素 0.1mL，备用。

常规消毒肘部皮肤，用抽取肝素的注射器静脉采 2mL，轻轻摇匀，待接种培养。

（二）细胞接种培养

将事先配制冻存的装有 5mL 培养液的链霉素培养瓶或其他培养瓶从冰箱中取出，置室温融化，每瓶滴入约 0.3mL 肝素抗凝血，轻轻摇匀，置 37℃ 培养箱培养 72 小时。

（三）获得分裂中期细胞

在终止培养前 2 小时，于培养瓶内加入浓度为 20μg/mL 秋水仙素 1 滴，终浓度为0.1～0.15μg/mL，摇匀，置 37℃ 温箱继续培养 2 小时后收集细胞、制片。

（四）染色体标本制备

1. 收集细胞：从培养箱中取出培养瓶，用小吸管将培养物吹打均匀，移入 5 mL 刻度离心管内，以 2000r/min 离心 10 分钟，吸去上清液，保留底物。

2. 低渗：每管加入 37℃ 预温的 0.075mol/L KCl 溶液 4 mL，用吸管轻轻吹打均匀，置37℃ 水浴锅中低渗 30 分钟，以达到红细胞破坏、淋巴细胞膨胀和染色体分散之目的。

3. 预固定：低渗处理后，每管加入 1 mL 甲醇:冰醋酸（3∶1）固定液，将细胞轻轻吹打均匀，置离心机 2000r/min 离心 10 分钟。

4. 固定（1）：去上清液，加固定液 5 mL，吹打均匀，固定 30 min，2000r/min 离心 10 分钟。

5. 固定（2）：去上清液，再加入 5 mL 固定液，吹打均匀，再次固定 30 min，2000r/min离心 10 分钟。

6. 滴片：去上清液，留底物，每管加入少许（约 0.2 mL）固定液，将底物吹打均匀，制成细胞悬液。然后用吸管吸取混匀的细胞悬液，滴至预冷的载玻片上（吸管距载玻片约 20～30cm），每片约 2～3 滴，随即将玻片在酒精灯火焰上微烤（一过性微烤数次），以助细胞、染色体分散，使之均匀平铺于玻片上。将制片放人片盘，空气干燥后，收集于片盒中。

7. 染色和观察：待制片晾干后，放入约 1∶10 Giemsa 染液的染色缸中染色 15 分钟左右，然后用自来水轻轻冲洗，晾干后光镜下观察。先用低倍镜观察后，选择分散好的染色体再换为高倍镜及油镜观察，注意人类核型中近端、亚中和中着丝粒染色体的形态特点。

【实验结果与实验报告】

显微镜观察染色体制片标本，并描绘染色体分布及基本形态。

【思考题】

1. PHA和秋水仙素在淋巴细胞培养中分别起什么作用？
2. 简述血培养和外周血淋巴细胞染色体标本制备的过程。

实训九　人类染色体 G 显带技术及 G 显带核型分析

【实验目的】

1. 初步掌握染色体 G 显带制备的基本技术方法。
2. 掌握 G 显带核型分析方法并初步掌握各号染色体的带型特征。
3. 与非显带核型分析进行比较，认识 G 显带核型分析，能准确的识别每一条染色体。

【实验原理】

染色体显带技术自 20 世纪 70 年代以来已经有了很大的发展。人们用物理、化学的方法处理染色体标本，再用染料对染色体进行分化染色，使其呈现出明暗相间或深浅不同的带纹。这种显带技术的应用，可以准确识别 23 对染色体，并能识别同一号染色体上的不同区带，提高了染色体核型分析的精确度，为临床上某些疾病的诊断提供了有效的手段。

常用的染色体显带技术有 Q 显带、G 显带、R 显带、C 显带等，其中使用比较广泛的是 G 显带。G 显带是将染色体标本经胰蛋白酶处理后，再用 Giemsa 染液染色，显示出染色深、浅交替的横纹。但关于 G 带的形成机制，迄今尚不十分清楚。目前说法较多，以下主要概括三种观点，即显带是由于：①DNA 的作用；②蛋白质的作用；③DNA、染料和蛋白质三者之间相互作用的结果。这些都有待于进一步研究探讨。即便如此，G 显带仍然具有很多优点，如制备方法简便易行，标本可长期保存，带纹清晰，成本低廉，制备周期短，普通光学显微镜即可观察等。故已成为当今细胞遗传学与分子细胞遗传学领域中应用广泛的一种技术，并成为研究分析染色体的主要常规方法之一。

通过显示 G 带，不仅可以准确区分每一条染色体，还可检测出染色体的微小结构异常。人类 G 显带染色体核型分析是染色体研究中最重要和最常用的方法。它可根据染色体的数目、结构进行核型分析，而对染色体病患者作出准确的诊断。可在显微镜下直接进行分析，也可进行显微照相，经冲洗、放大后，根据照片进行分析。核型分析后，将其分析结果按国际标准进行描述。

【实验用品与材料】

1. 试剂：0.85% 生理盐水、0.025% 胰蛋白酶溶液、Giemsa 染液、3.8% $NaHCO_3$、二甲苯、松柏油等。

2. 器材：普通光学显微镜、37℃ 水浴箱、普通冰箱、立式染缸、直头小吸管、橡皮吸头、pH 试纸、吸水纸(滤纸)、扣染玻璃板、擦镜纸、镊子、剪刀、胶水等。

3. 标本：常规方法制备的人类中期染色体标本制片(片龄 3 ~5 天最宜)、人外周血淋巴细胞 G 显带中期分裂相照片。

【实验内容及方法】

(一)G显带染色体制备

1. 首先将配制好的0.025%胰酶溶液装入立式染色缸中，调pH至7.0~7.2，放入37℃恒温箱中预温。

2. 取染色体制片一张置胰酶缸中处理15秒左右，迅速投入0.85%生理盐水缸中漂洗数秒(可准备两缸盐水，做两次漂洗)。

3. 用自来水稀释的Giemsa染液(自来水:Giemsa原液=8:1)扣染20分钟。

4. 将标本用流水冲洗、晾干，必要时封片、镜检。镜检时，先在低倍镜下选择分散好、长度适中的分裂相，然后转换油镜观察其显带情况，选择显带好的标本进行G显带核型分析。

(二)正常人类染色体G显带带型识别的主要特征

A组染色体——包括第1~3号染色体，其长度最长。1号和3号染色体的着丝粒均在1/2处，2号染色体的着丝粒约在3/8处。

1号染色体

短臂：在分裂中期显示的320条带左右的分裂相上，近侧段有二条深带，第2条深带稍宽，在处理较好的标本上，远侧段可显示3~4条淡染的深带。此臂分为三个区，近侧的第1条深带为2区1带，第2条深带为3区1带。

长臂：副缢痕紧贴着丝粒，着色深度大小不一，其远侧为一宽的浅带。近中段与远侧段各有两条深带，中段两条深带稍靠近，其中第2条深带染色较浓。此臂分为4个区，副缢痕远侧的浅带为2区1带，中段第2条深带为3区1带，远侧段第1深带为4区1带。

2号染色体

短臂：可见4条深带，中段的两条深带稍靠近。此臂分为2个区，中段两条带之间的浅带为2区1带。

长臂：有4~7条深带，第3和第4深带有时融合。此臂分为3个区；第2和第3深带之间的浅带为2区1带，第4和第5深带之间的浅带为3区1带。

3号染色体

着丝粒染色较浓。在长臂和短臂的近中段各具有一条明显而宽的深带。

短臂：一般在近侧段可见一条较宽的深带，远侧段可见两条深带，其中一条较窄，且着色淡，这是区别3号染色体短臂的显著特征。在处理较好的标本上，近侧段的深带可分为两条深带。此臂分为2个区，中段浅带为2区1带。

长臂：一般在近侧和远侧各有一条较宽的深带，在显带较好的标本上，近侧段的深带可分为两条深带，远侧段的深带可分为三条深带。此臂分为2个区，中段浅带为2区1带。

2. B组染色体——包括第4、5号染色体，长度次于A组，着丝粒均在1/4处。

4号染色体

短臂：可见两条深带，近侧深带染色较浅，短臂只有一个区。

长臂：可见四条均匀分布的深带，在显带较好的标本上，远侧段的二条深带可各自分为二条较宽的深带。此臂分为 3 个区，近侧段的第 1 和第 2 深带之间的浅带为 2 区 1 带，远侧段二深带之间的浅带为 3 区 1 带。

5 号染色体

短臂：可见两条深带，其远侧的深带宽而浓染，此臂只有一个区。

长臂：近侧段有二条深带，染色较淡，有时不明显；中段可见三条深带，染色较浓，有时融合成一条宽阔的深带。远侧段可见二条深带，近末端的一条着色较浓。此臂分为 3 个区，中段第 2 深带为 2 区 1 带，中段深带与远侧段之间的宽阔的浅带为 3 区 1 带。

3. C 组染色体——包括第 6 ~ 12 号和 X 染色体，中等长度。11 号和 X 染色体的着丝粒在　3/8 处，其他各号染色体的着丝粒约在 1/4 处。

6 号染色体

短臂：中段有一条明显而宽阔的浅带，近侧段和远侧段各有一条深带。近侧深带紧贴着丝粒。在显带较好的标本上，远侧段的深带可分为二条深带。此臂分为 2 个区，中段的明显而宽阔的浅带为 2 区 1 带。

长臂：可见五条深带，近侧的一条紧贴着丝粒。远侧段的末端一条深带着色较浅。此臂分为 2 个区，第 2 和第 3 深带之间的浅带为 2 区 1 带。

7 号染色体

着丝粒着色浓。

短臂：有三条深带，中段深带着色较淡，有时不明显。远侧深带着色浓，状如“瓶盖”。此臂分为 2 个区，远侧段的浅带为 2 区 1 带。

长臂：有三条明显的深带，远侧近末端一条着色较淡，第 2 和第 3 深带稍靠近。此臂分为 3 个区，近侧第 1 条深带为 2 区 1 带，中段的第 2 深带为 3 区 1 带。

8 号染色体

短臂：有两条深带，中段有一较明显的浅带，这是与 10 号染色体鉴别的主要特征。此臂分为 2 个区，中段的浅带为 2 区 1 带。

长臂：可见三条分界极不明显的深带，有时不明显，远侧的深带着色较浓。此臂分为 2 个区，中段的深带为 2 区 1 带。

9 号染色体

着丝粒着色浓。

短臂：近侧段和中段各有一条深带。在显带较好的标本上，中段可见二条窄的深带。此臂分为 2 个区，中段深带为 2 区 1 带。

长臂：可见明显的二条深带，副缢痕一般不着色，在有些标本上呈现出特有的狭长颈部区。此臂分为 3 个区，近侧的一条深带为 2 区 1 带，远侧的一条深带为 3 区 1 带。

10 号染色体

着丝粒着色浓。

短臂：近侧段和中段各有一条深带，在有些标本上，近中段可见二条深带，但与 8 号染色体短臂比较，其深带的分界欠清晰。此臂只有 1 个区。

长臂：可见明显的三条深带，远侧段的二条深带稍靠近。近侧的一条深带着色最深，这是与 8 号染色体相鉴别的主要特征。此臂分为 2 个区，近侧段的一条深带为 2 区 1 带。

11 号染色体

短臂：近中段可见一条深带，在显带较好的标本上，这条深带可分为二条较窄的深带。此臂只有一个区。

长臂：近侧有一条深带，紧贴着丝粒。远侧段可见一条明显的较宽的深带，这条深带与近侧的深带之间是一条宽阔的浅带，这是与12号染色体相鉴别的一个明显特征。在显带较好的标本上，远侧段的这条较宽的深带，可分成两条较窄的深带，两深带之间有一条很窄的浅带，一般较难辨认，但它是分区的一个界标。在有些标本上，近末端处可见一条窄的浅色深带。此臂分为两个区，上述两条深带之间很窄的浅带为2区1带。

12号染色体

短臂：中段可见一条深带，此臂只有一个区。

长臂：近侧有一条深带，紧贴着丝粒。中段有一条宽的深带，这条深带与近侧深带之间有一条明显的浅带，但与11号染色体相比，这条浅带较窄，这是鉴别11号与12号染色体的主要特征。在显带较好的标本上，中段这条较宽的深带可分为三条深带，其正中的一条着色较浓，在有些标本上，远侧段的近端还可见1~2条染色较深的深带。此臂分为2个区，中段正中的深带为2区1带。

X染色体

其长度介于7号和8号染色体之间。

短臂：中段有一明显的深带，如竹节状。在有些标本上，远侧段还可见到一条窄的、着色淡的深带。此臂分为二个区，中段的深带为2区1带。

长臂：可见4~5条深带，近中段的一条最明显。此臂分为2个区，近侧端的深带为2区1带。

4. D组染色体——包括13~15号染色体，具有近端着丝粒和随体。

13号染色体

着丝粒区深染。

长臂：可见4条深带，第1和第4深带较窄，染色较淡；第2和第3深带较宽，染色较浓。此臂分为3个区，第2深带为2区1带，第3深带为3区1带。

14号染色体

着丝粒区深染。

长臂：近侧和远侧各有一条较明显的深带。在处理较好的标本上，中段尚可见一条着色较浅的深带。此臂分为3个区，近侧深带为2区1带，远侧深带为3区1带。

15号染色体

着丝粒区深染。

长臂：中段有一条明显的深带，染色较浓，有的标本上，近侧段可见有1~2条染色浅的深带。此臂分为2个区，中段深带为2区1带。

5. E组染色体——包括第16~18号染色体。16号染色体为中央着丝粒染色体，17和18号染色体为亚中央着丝粒染色体，着丝粒约在1/4处。

16号染色体

短臂：中段有一条深带，显带较好的标本上可见二条深带。此臂只有一个区。

长臂：中段和远侧各有一条深带，有时远侧的一条不明显，副缢痕着色浓。此臂分为两个区，中段深带为2区1带。

17 号染色体

短臂：有一条深带，紧贴着丝粒，此臂只有一个区。

长臂：远侧段可见一条深带，这条带与着丝粒之间为一明显而宽的浅带。此臂分为 2 个区，这条明显而宽的浅带为 2 区 1 带。

18 号染色体

短臂：有一条窄的深带，此臂只有一个区。

长臂：近侧和远侧各有一条明显的深带。此臂分为 2 个区，两深带之间的浅带为 2 区 1 带。

6. F 组染色体——包括 19、20 号染色体，均为中央着丝粒染色体。

19 号染色体

着丝粒及其周围为深带，其余均为浅带。短臂与长臂均只有 1 个区。

20 号染色体

着丝粒区深染。

短臂：有一条明显的深带。此臂只有一个区。

长臂：在中段和远侧段可见 1 ~ 2 条染色较淡的深带，有时全为浅带。此臂只有一个区。

7. G 组染色体——包括第 21、22 号染色体和 Y 染色体。是染色体中最小的、具近端着丝粒的染色体。21、22 号染色体可具有随体。

21 号染色体

着丝粒区着色淡。

与 22 号染色体比较，其长度比 22 号短，其长臂近侧有一明显而宽的深带。此臂分为 2 个区，其深带为 2 区 1 带。

22 号染色体

着丝粒区着色浓。

与 21 号染色体相比，其长度比 21 号长。在长臂上可见二条深带。近侧的一条着色较浓，而且紧贴着丝粒。近中段一条着色淡，在有的标本上不显现。此臂只有一个区。

Y 染色体

长度变化较大，有时整个长臂被染成深带。在显带较好的标本上可见二条深带。此臂只有一个区。

（三）G 显带核型分析

1. 显微镜下观察 G 显带染色体制片标本。

2. 每位同学发两张正常人外周血淋巴细胞 G 显带中期分裂相照片。其中一张将染色体按其轮廓逐个剪下，根据其大小、带型特点和着丝粒位置，依次分组、配对，排放在核型分析纸上。摆放时短臂向上，长臂向下，着丝粒位于铅笔画的横线上，多次调整检查无误后，方可进行粘贴。

3. 将另一张照片适当剪小，粘贴在核型分析纸上方正中间。

4. 写出核型分析结果。

【实验结果与实验报告】

1. 显微镜观察染色体制片标本，并描绘染色体分布及基本形态。
2. 每人剪贴分析一张正常人体细胞 G 显带中期分裂相染色体照片。
3. 进行性别诊断并写出核型。

【思考题】

1. G 显带过程中应注意哪些问题?
2. 简述染色体 G 显带标本制备的基本方法。

实训十　综合性实验——基因检测

【实验目的】

1. 了解 DNA 提取的原理，掌握实验室常用的提取 DNA 的方法。
2. 了解 PCR 技术的原理，掌握 PCR 技术的程序和步骤。
3. 了解琼脂糖凝胶电泳检测 DNA 的一般原理，掌握琼脂糖凝胶电泳检测技术。

【实验原理】

1. DNA　哺乳动物 DNA 的提取通常是在有 EDTA－Na2 及 SDS 一类的去污剂存在下，用蛋白酶 K 消化细胞，然后用酚、氯仿抽提实现的。在 Tris－HCl 饱和酚（pH 8.0）作用下，DNA 被释放到上清液中，经过氯仿去蛋白、去酚（因为可有 10% 的酚溶于水）作用后，乙醇可使 DNA 分子聚合形成白色或无色絮状沉淀，从而获得粗提 DNA。用这一方法获得的基因组 DNA 大小约有 100～150 kb，适用于 Southern 分析、用 λ 噬菌体构建基因组 DNA 文库和 PCR 反应等。

2. PCR 技术　聚合酶链式反应（Polymerase Chain Reaction，PCR）是利用 DNA 聚合酶体外模拟 DNA 的复制过程，经过变性、复性、延伸三个过程，在一对附加的引物之间诱发聚合反应，短时间内可将要研究的目的 DNA 扩增数百万倍。

3. 琼脂糖凝胶电泳　DNA 分子携带负电荷，在一定电解质缓冲液存在的条件下，它在以琼脂糖为支持物的介质中由电源负极向正极移动。琼脂糖凝胶可以灌制成各种形状、大小和孔隙度。参数的选择主要取决于所分离片段的大小，用各种浓度的琼脂糖凝胶可以分离长度为 200 bp 至近 50 kb 的 DNA。直接用低浓度的荧光嵌入染料溴化乙锭进行染色，可确定 DNA 在凝胶中的位置。少至 1～10 ng 的 DNA 条带即可直接在紫外灯下检出，还可以从凝胶中回收 DNA 条带，用于各种克隆操作。

【实验用品与材料】

1. 枸橼酸钠溶液（ACD）、生理盐水、细胞裂解液、蛋白酶 K（10 mg/mL）、10% SDS，STE 缓冲液（pH 8.0）、Tris－HCl 饱和酚（pH 8.0）、氯仿（$CHCl_3$）、乙酸钠（3 mol/L，pH5.2）、无水乙醇、75% 乙醇、TE 缓冲液（pH 7.5）。

2. 样本 DNA、上下游 PCR 引物、Taq DNA 聚合酶（5 U/mL）、10×PCR 反应缓冲液、4×dNTPs（2.5 mmol/mL），微量加样器、PCR 自动热循环仪。

3. 琼脂糖、5×TBE 或 TAE 电泳缓冲液、6×上样缓冲液、溴化乙锭（储存液 10 mg/mL）。稳压电泳仪、水平凝胶电泳槽、紫外线检测摄像装置。

【实验内容及方法】

(一)人类基因组 DNA 的提取

1. 外周静脉血 DNA 的提取：①采集外周静脉血 3 ~ 4 mL 于 7mL 管内，加 0.5 mL ACD 抗凝，加等体积生理盐水，轻轻振荡混匀；1500r/min 离心 20 min。②弃上清液；每管加 5 mL 细胞裂解液，轻轻上下振荡至透明；1500r/min 离心 20 min。③弃上清液；每管加入 STE(pH 8.0)2 mL，蛋白酶 K(10mg/mL)20 mL，10% SDS 200 mL，置 37℃恒温水浴箱内，消化过夜。④加等体积 Tris - HCl 饱和酚，轻轻振荡混匀；5000r/min 离心 20 min。吸取上清液，重新抽提 1 ~ 2 次。⑤加等体积 $CHCl_3$抽提 2 次。吸取上清液至一小锥形瓶中，加入 3 mol/L 乙酸钠至终浓度为 0.3 mol/L。⑥加入 2.5 倍体积的无水乙醇，可见有白色絮状沉淀物，即为所提取的 DNA。轻轻旋转锥形瓶，慢慢将 DNA 聚到一起。⑦吸出 DNA 沉淀，放入加有 1 mL 75% 乙醇的 Eppendorf 管内；12000r/min 离心 10 min。⑧弃上清液，室温干燥。加适量(200 ~ 500 mL)TE 缓冲液，置 4℃保存，约 2 ~ 4 天 DNA 才能完全溶解。⑨用 DNA/RNA Calcultor 检测 DNA 的含量和纯度。

2. 绒毛细胞 DNA 的提取：①绒毛滋养层细胞及羊水细胞的获得：将绒毛细胞放入 Hank's 液中，立即在显微镜下分离绒毛枝状物，用生理盐水洗去血污，然后冻存于液氮中或立即提取 DNA。②绒毛细胞在塑料离心管中用玻璃棒轻轻匀浆，加 STE 至 500 mL，加 SDS 至终浓度为 0.5%，加蛋白酶 K 至 100 mg/mL。37℃水浴过夜，期间振荡 2 ~ 3 次。③加等体积 Tris - HCl 饱和酚，轻轻振荡混匀，8 000 g 离心 10 min。④吸取上清液，加等体积 $CHCl_3$，轻轻振荡混匀，5 000 g 离心 20 min。⑤重复步骤 4 一次。⑥以下步骤同“外周静脉血 DNA 的提取”。

3. 羊水细胞 DNA 的提取：①取羊水 20mL，于 4℃、3000r/min 离心 15 ~ 20min，除去上清液，用生理盐水洗涤沉淀的羊水细胞 2 ~ 3 次，冻存于液氮中或立即提取 DNA。②绒毛细胞在塑料离心管中用玻璃棒轻轻匀浆；向羊水细胞中加 STE 至 500mL，加 SDS 至终浓度为 0.5%，加蛋白酶 K 至 100mg/mL。37℃水浴过夜，期间振荡 2 ~ 3 次。③加等体积 Tris - HCl 饱和酚，轻轻振荡混匀，8000r/min 离心 10 min。④吸取上清液，加等体积 $CHCl_3$，轻轻振荡混匀，5000r/min 离心 20 min。⑤重复步骤 4 一次。⑥以下步骤同“外周静脉血 DNA 的提取”。

(二)聚合酶链式反应(PCR)

1. 样品的收集及处理

用于 PCR 反应的样品可以是已提取的各种来源的 DNA 分子，也可以选取经处理后的全血、羊水、绒毛。

(1)全血：①取全血 200 mL 用 EDTA 抗凝；②5000r/min 离心 10 min；③弃掉上清液，沉淀重悬于 200 mL 无菌三蒸水中，煮沸 5 min 裂解细胞和细胞核；④5000r/min 离心 10 min；⑤取上清液 30 mL，直接进行 PCR 扩增。

(2)绒毛：①取绒毛样本，8000 ~ 10000r/min 离心 2 min，使样本沉降到管底；②用 STE 缓冲液洗两次；③重悬于 50 mL 裂解液中振荡裂解；④煮沸 2 ~ 3min，5000r/min 离心

10min；⑤取上清液 2.5 mL，进行 PCR 扩增。

(3)羊水：①取 1.5 mL 羊水，8000～10000r/min 离心 5min；②弃上清液，沉淀用 TE 缓冲液洗一次；③在细胞沉淀中加 50mL 裂解液振荡裂解；④煮沸 2 min，再次震荡；5000r/min 离心 10 min；⑤取上清 2.5 mL，进行 PCR 扩增。

2. PCR 扩增

(1)125 mL 标准 PCR 反应体系各成分终浓度如下：

模板 DNA50～100 ng

Taq DNA 聚合酶 0.5～1 U

4×dNTPs20～200mmol/L

Mg^{2+}0.5～2.5 mmol/L

引物各 0.1～0.5 mmol/L

(2)　标准 PCR 反应循环参数：

95℃ 5min 预变性；

94℃ 30s、56℃ 30s、72℃ 60s(可根据扩增片段长度决定，一般为 1kb/min)，共 30 个循环；

72℃ 7 min。

3. 结果判断

多采用琼脂糖凝胶电泳法，根据 PCR 产物的片段长度，选用 1.5%～2% 琼脂糖凝胶电泳，电泳时间一般为 30～60min，检测 PCR 扩增产物。

(三)DNA 的琼脂糖凝胶电泳

1. 根据所需浓度称取一定量的琼脂糖，加入一定体积的 0.5×TBE 或 1×TBE 或其他电泳缓冲液，如 TAE。

2. 加热溶解琼脂糖。

3. 溶液冷却至 60℃，加入溴化乙锭至终浓度为 0.5 mg/mL。

4. 把制胶模具摆放好，插上梳子。

5. 将琼脂糖倒入模具，凝胶厚度一般约为 0.5cm。

6. 室温下放置 30～45min 后，琼脂糖溶液完全凝固，小心取出梳子，将凝胶放置于电泳槽中。加样孔位置在负极。

7. 加入电泳缓冲液(与琼脂糖凝胶的离子强度一致)至电泳槽中，让液面高于胶面 1 mm。

8. 在 DNA 样品中加入 1/6 的上样缓冲液，混匀后，用移液器将 DNA 样品加入样品孔中。同时将 DNA Marker 准加在两侧的空样品孔中。

9. 接通电泳槽与电泳仪的电源，一般正极为红色，负极为黑色。切记 DNA 向正极泳动。采用 1～5 V/cm 的电压降(长度以两个电极之间的距离计算)。

10. 根据指示剂迁移的位置，判断是否中止电泳，切断电源后，再取出凝胶。直接于紫外灯下观察结果。

11. 结果判断，根据所检测的 DNA 样品，对比 DNA 分子量标准在紫外灯下观察凝胶中的条带，是否为自己所需的阳性结果，或是阴性结果，并拍照保留。

【实验结果与实验报告】

1. 根据 PCR 产物的片段长度，选用 1.5% ~2% 琼脂糖凝胶电泳，电泳时间一般为 30 ~60min，检测 PCR 扩增产物。

2. 根据所检测的 DNA 样品，对比 DNA 分子量标准在紫外灯下观察凝胶中的条带，是否为自己所需的阳性结果，或是阴性结果，并拍照保留。

第二部分　习题集

第一章　医学遗传学绪论

一、单项选择题

1.“龙生龙，凤生凤”所包含的生物现象是(　　)
A. 遗传
B. 性状
C. 变异
D. 遗传与变异
E. 以上都不对
2. 你的姑姑是你的(　　)
A. 一级亲属
B. 二级亲属
C. 三级亲属
D. 四级亲属
E. 非血亲
3. 遗传病是指(　　)
A. 先天性疾病
B. 不可医治的疾病
C. 散发疾病
D. 家族性疾病
E. 遗传物质改变引起的疾病
4. 家族性疾病是指(　　)
A. 出生后即表现出来的疾病
B. 遗传性疾病

C. 非遗传性疾病
D. 具有家族聚集现象的疾病
E. 先天畸形
5. 染色体畸变所导致的疾病称为(　　)
A. 单基因病
B. 多基因病
C. 染色体病
D. 线粒体病
E. 体细胞遗传病
6. 由多对基因与环境共同作用所致的疾病称为(　　)
A. 多基因病
B. 单基因病
C. 线粒体病
D. 染色体病
E. 体细胞遗传病
7. 体细胞中遗传物质改变导致的疾病称为(　　)
A. 线粒体病
B. 染色体病
C. 单基因病
D. 多基因病
E. 体细胞遗传病
8. 蚕豆病的发生(　　)
A. 大多遗传因素和小部分环境因素决定发病
B. 遗传因素和环境因素对发病都有作用
C. 基本上由遗传因素决定发病
D. 完全决定于环境因素
E. 完全由遗传因素决定发病
9. 遗传病患者一般具有的特征，下列哪项是错误的(　　)
A. 一般伴有智力障碍
B. 常具有特殊的表现型
C. 患者的亲属不管有没有血缘关系，都会出现较多的患者
D. 一般难以治愈
E. 有些患者有染色体异常
10. 苯丙酮尿症的发生(　　)
A. 完全由遗传因素决定发病
B. 遗传因素和情况因素对发病都有作用
C. 大多遗传因素和小部分情况因素决定发病
D. 基本上由遗传因素决定发病
E. 以上说法都不对

11. 下列叙述正确的是(　　)
A. 出生后就表现出的畸形，就是遗传病
B. 家族性疾病就是遗传病
C. 遗传病一定会出现家族聚集性
D. 先天性疾病可能有遗传因素和非遗传因素的原因
E. 以上都对
12. 下列遗传病表现为母系遗传的是(　　)
A. 单基因病
B. 体细胞遗传病
C. 染色体病
D. 多基因病
E. 线粒体遗传病
13. 青少年型糖尿病属于下列哪种遗传病(　　)
A. 单基因病
B. 多基因病
C. 染色体病
D. 线粒体遗传病
E. 体细胞遗传病
14. 肿瘤的发生一般认为(　　)
A. 体细胞内遗传物质的改变
B. 某个染色体的改变
C. 生殖细胞内遗传物质的改变
D. 线粒体内基因的改变引起的
E. 以上说法都不对

二、多项选择题

1. 染色体病包括(　　)
A. Y 连锁遗传病
B. 常染色体综合征
C. 常染色体连锁遗传病
D. 性染色体综合征
E. 性染色体连锁遗传病
2. 判断是否是遗传病的指标为(　　)
A. 患者亲属发病率随亲属级别下降而上升
B. 患者亲属发病率随亲属级别下降而下降
C. 患者血缘亲属发病率高于非血缘亲属
D. 患者血缘亲属发病率不随亲属级别变化而变化
E. 患者家族成员发病率高于一般群体
3. 遗传病的特征多表现为(　　)

A. 先天性
B. 传染性
C. 同卵双生率高于异卵双生率
D. 家族性
E. 不累及非血缘关系者

4. 先天性疾病是指(　　　)
A. 先天畸形
B. 非遗传性疾病
C. 家族性疾病
D. 遗传性疾病
E. 出生后即表现出来的疾病

5. 遗传病的发生涉及(　　　)
A. DNA
B. 染色体
C. 糖
D. 基因
E. 环境因素

三、填空题

1. 遗传病是__________因素和__________因素共同作用所导致。

2. 生殖细胞或受精卵的遗传物质发生突变所引起的疾病，称为____________________。具有______的特征。

3. 根据遗传物质改变方式不同，将遗传病分为_______________、_________________、______、__________________、__________________。

4. 导致染色体病的原因可能是染色体____________或____________异常，染色体病分为______________和______________两大类。

5. 由于线粒体基因突变导致的疾病称为________，这类疾病表现为______遗传方式。

6. 主要受一对等位基因所控制的疾病，即一对染色体上单个基因或一对等位基因发生突变所引起的疾病称为____________________。

7. 多对基因和环境因素共同作用所引起的疾病称为____________________。

8. 体细胞中遗传物质的突变所引起的疾病称为____________________。

四、名词解释

1. 医学遗传学
2. 遗传病
3. 家族性疾病
4. 先天性疾病
5. 单基因病
6. 多基因病

7. 线粒体病

五、问答题

1. 遗传病有哪些特征和哪些主要类型?
2. 试述遗传病、家族性疾病、先天性疾病之间的关系。
3. 遗传病对我国人群的危害情况如何?

第二章 遗传的细胞基础

一、单项选择题

1. 生物体形态结构和生命活动的基本单位是(　　)
A. 细胞膜
B. 细胞质
C. 细胞
D. 细胞核
E. 细胞器
2. 在动物细胞中，含有 DNA 能产生能量的细胞器是(　　)
A. 核糖体
B. 细胞器
C. 中心粒
D. 线粒体
E. 溶酶体
3. 原核细胞与真核细胞都具有的一种细胞器是(　　)
A. 中心体
B. 线粒体
C. 高尔基复合体
D. 细胞骨架
E. 核糖体
4. 细胞膜的化学成分主要是(　　)
A. 糖类和脂类
B. 糖类和核酸
C. 类脂和蛋白质
D. 脂肪和酶
E. 蛋白质和维生素
5. 细胞膜进行转运时，消耗代谢能的是(　　)
A. 单纯扩散
B. 被动运输
C. 主动运输
D. 易化扩散
E. 以上都不是
6. 光镜下可见线粒体的形状为(　　)

A. 卵圆形
B. 线状、粒状或杆状
C. 星状
D. 分枝状
E. 以上形状都有
7. 关于线粒体结构和功能，哪种说法不正确( )
A. 是细胞的“供能中心”
B. 内膜可以向内突起形成嵴，嵴的表面光滑无物质
C. 是由两层单位膜围成的囊状结构
D. 其结构和功能受环境条件影响
E. 是细胞进行有氧呼吸的场所
8. 核仁的主要生物学功能是( )
A. 合成 DNA
B. 合成 mRNA
C. 合成 tRNA
D. 合成 rRNA
E. 合成蛋白质
9. 关于细胞核叙述错误的是( )
A. 是细胞内遗传物质储存复制和转录的场所
B. 由两层单位膜组成
C. 与粗面内质网相连
D. 是与细胞质无联系的封闭系统
E. 以上都对
10. 构成染色质的基本结构单位是( )
A. 染色体
B. RNA
C. 蛋白质
D. 核小体
E. DNA
11. 染色质的组成成分主要是由下列哪种成分组成( )
A. RNA
B. DNA
C. DNA 与组蛋白
D. RNA 和非组蛋白
E. RNA 和组蛋白
12. 间期核中，着色深、折叠压缩程度高，处于凝聚状态的是( )
A. 异染色体
B. 异染色质
C. 常染色体

D. 常染色质
E. 性染色体
13. 间期细胞核中，着色浅、折叠压缩程度低的是(　　)
A. 异染色体
B. 常染色体
C. 常染色质
D. 异染色质
E. 性染色体
14. 细胞增殖周期是指(　　)
A. 从上一次有丝分裂开始到下一次有丝分裂开始
B. 从上一次有丝分裂到下一次有丝分裂结束为止
C. 从这一次有丝分裂开始到有丝分裂结束为止
D. 从上一次有丝分裂结束开始到下一次有丝分裂结束为止
E. 以上都不是
15. 下列有关细胞有丝分裂周期不正确的是(　　)
A. 间期可分为 G1 期、S 期和 G2 期
B. S 期主要进行 RNA 和蛋白质的合成
C. M 期分为前、中、后、末四期
D. G2 期为细胞进入分裂期准备物质条件
E. 以上都对
16. 有丝分裂中，染色质浓缩，核仁、核膜消失是发生在(　　)
A. 前期
B. 中期
C. 后期
D. 末期
E. 间期
17. 染色体排列在细胞的赤道面上是发生在(　　)
A. 前期
B. 中期
C. 后期
D. 末期
E. 间期
18. 有丝分裂过程中，DNA 分子的复制发生在下列哪个时期(　　)
A. G1 期
B. S 期
C. G2 期
D. M 期
E. 间期
19. 有丝分裂过程中，染色体形态结构最清晰、最典型的是哪个时期(　　)

A. 前期
B. 中期
C. 后期
D. 末期
E. 间期
20. 在细胞周期中，为细胞分裂作物质准备的时期是(　　)
A. G1 期
B. S 期
C. G2 期
D. M 期
E. 间期
21. 真核生物体细胞增殖的主要方式是(　　)
A. 有丝分裂
B. 无丝分裂
C. 减数分裂
D. 有丝分裂和减数分裂
E. 无丝分裂和减数分裂
22. 关于有丝分裂后期染色体的行为，下列叙述错误的是(　　)
A. 解螺旋成染色质
B. 着丝粒分裂
C. 染色体向两极移动
D. 有染色单体形成
E. 两条姐妹染色单体分开
23. 减数分裂过程中，同源染色体的分离，非同源染色体的自由组合发生在(　　)
A. 分离发生在第一次减数分裂，自由组合发生在第二次减数分裂
B. 同时发生在第一次减数分裂的后期
C. 同时发生在第二次减数分裂的后期
D. 第一次减数分裂和第二次减数分裂都发生
E. 以上说法都不对
24. 减数分裂前期Ⅰ的顺序是(　　)
A. 细线期 - 粗线期 - 偶线期 - 双线期 - 终变期
B. 细线期 - 粗线期 - 双线期 - 偶线期 - 终变期
C. 细线期 - 偶线期 - 双线期 - 粗线期 - 终变期
D. 细线期 - 偶线期 - 粗线期 - 双线期 - 终变期
E. 偶线期 - 细线期 - 粗线期 - 双线期 - 终变期
25. 同源染色体的两两配对是发生在(　　)
A. 细线期
B. 偶线期
C. 粗线期

D. 双线期

E. 终变期

26. 非姐妹染色单体的部分交叉发生在( )

A. 细线期

B. 偶线期

C. 粗线期

D. 双线期

E. 终变期

27. 减数分裂过程中只发生一次着丝粒纵裂，它发生在( )

A. 第一次减数分裂的中期

B. 第一次减数分裂前期

C. 第一次减数分裂后期

D. 第二次减数分裂中期

E. 第二次减数分裂后期

28. 有丝分裂和减数分裂的相同点是( )

A. 染色体数目不变

B. 都有同源染色体分离

C. 都有 DNA 复制

D. 都有同源染色体联会

E. 以上都不对

29. 100 个初级卵母细胞，经过减数分裂之后，最终形成的卵细胞数目是( )

A. 50 个

B. 100 个

C. 200 个

D. 400 个

E. 800 个

30. 人类次级精母细胞中有 23 个( )

A. 单分体

B. 二分体

C. 二价体

D. 四分体

E. 二倍体

31. 在有丝分裂过程中，姐妹染色单体的分离发生在( )

A. 前期

B. 中期

C. 后期

D. 末期

E. 间期

32. 减数分裂过程中，联会复合体解体是发生在( )

A. 细线期
B. 偶线期
C. 粗线期
D. 双线期
E. 终变期
33. 正常配子中的染色体与体细胞相比(　　)
A. 数目不同
B. 数目相同
C. 数目减少
D. 数目增多
E. 数目减半
34. 精子形成过程中进行有丝分裂的是(　　)
A. 增殖期
B. 生长期
C. 成熟期
D. 变形期
E. 初级精母细胞形成次级精母细胞
35. 同源染色体分离和姐妹染色单体分离分别发生在(　　)
A. 同时发生于减数分裂Ⅰ
B. 同时发生减数分裂Ⅱ
C. 前者发生于减数分裂Ⅱ，后者发生于减数分裂Ⅰ
D. 前者发生于减数分裂Ⅰ，后者发生于减数分裂Ⅱ
E. 同时发生于减数分裂Ⅰ和Ⅱ
36. 某种生物染色体数目2n =6 条，如果不考虑交换，它可形成的正常生殖细胞类型是(　　)
A. 一种
B. 二种
C. 三种
D. 六种
E. 八种
37. 人类染色体数目2n =46 条，如果不考虑交换，则人类可形成的正常生殖细胞的类型是(　　)
A. 2^{46}
B. 2^{23}
C. 23^2
D. 46^2
E. 以上都不是
38. 人类最小的中央着丝粒染色体属于(　　)
A. E 组

B. G 组
C. C 组
D. F 组
E. D 组
39. 单分体出现在(　　)
A. 减数分裂前期Ⅱ
B. 减数分裂中期Ⅱ
C. 减数分裂后期Ⅱ
D. 减数分裂后期Ⅰ
E. 减数分裂末期Ⅰ
40. 生殖细胞发生过程中染色体数目减半发生在(　　)
A. 生长期
B. 增殖期
C. 第一次成熟分裂期
D. 第二次成熟分裂期
E. 变形期
41. 下列人类细胞中哪种细胞是 23 条染色体(　　)
A. 初级卵母细胞
B. 精原细胞
C. 体细胞
D. 卵细胞
E. 初级精母细胞
42. “人类的染色体数目是 46”的含义是指(　　)
A. 一个人有 46 条染色体
B. 一个人有 46 对染色体
C. 一个人的每个体细胞都有 46 条染色体
D. 一个人的所有细胞都有 46 条染色体
E. 一个人的生殖细胞有 46 条染色体
43. 正常人类生殖细胞的染色体数目是(　　)
A. 23
B. 46
C. 48
D. 69
E. 92
44. 将一个体细胞中期的全套染色体，按大小、形态特征顺序排列所构成的图像称(　　)
A. 核型式
B. 核型分析
C. 核型

D. 染色体型

E. 以上皆不是

45. 国际规定的核型分析中，一个体细胞的染色体可分成几组(　　)

A. 1 个组

B. 3 个组

C. 5 个组

D. 7 个组

E. 23 个组

46. 正常人类的 23 对染色体中有几对是中央着丝粒染色体(　　)

A. 1 对

B. 2 对

C. 3 对

D. 5 对

E. 7 对

47. 人类染色体中最大的亚中着丝粒染色体是位于(　　)

A. A 组

B. B 组

C. C 组

D. D 组

E. E 组

48. 人类染色体中最大的近端着丝粒染色体是位于(　　)

A. A 组

B. B 组

C. C 组

D. D 组

E. E 组

49. X 染色体的形态大小和第 7 号染色体相似，因此将其编在(　　)

A. B 组

B. C 组

C. D 组

D. F 组

E. G 组

50. 女性的 X 染色体属于什么类型的染色体(　　)

A. 中央着丝粒染色体

B. 中间着丝粒染色体

C. 亚中着丝粒染色体

D. 近端着丝粒染色体

E. 末端着丝粒染色体

51. 按照人类染色体的分组特征，男性的 Y 染色体在哪一组(　　)

A. B 组
B. C 组
C. D 组
D. E 组
E. G 组
52. 正常女性核型中 C 组染色体共有(　　)
A. 12 条
B. 13 条
C. 14 条
D. 15 条
E. 16 条
53. 正常男性核型中 G 组染色体共有(　　)
A. 4 条
B. 5 条
C. 6 条
D. 7 条
E. 8 条
54. 全部都是近端着丝点的组是(　　)
A. G 组和 F 组
B. G 组和 E 组
C. E 组和 F 组
D. D 组和 G 组
E. D 组和 F 组
55. 21 号染色体位于哪一组(　　)
A. C 组
B. D 组
C. G 组
D. E 组
E. F 组
56. 正常女性的核型是(　　)
A. 46，XX
B. 48，XX
C. 46，XY
D. 47，XXX
E. 47，XY
57. 通过特殊的染色处理，每条染色体都有明暗相间的横纹，这些横纹称为(　　)
A. 带
B. G 显带
C. 带型

D. 显带
E. C 显带
58. 人类 1 号染色体长臂分为四个区，靠近着丝粒的为(　　)
A. 1 区
B. 2 区
C. 3 区
D. 4 区
E. 5 区
59. 第一号染色体的长臂二区四带应记为(　　)
A. 1P24
B. 1q24
C. 1q42
D. 1q2.4
E. 1p42
60. 1p36 表示(　　)
A. 1 号染色体短臂 36 带
B. 1 号染色体短臂 3 区 6 带
C. 1 号染色体长臂 3 区 6 带
D. 1 号染色体长臂 36 带
E. 1 号染色体短臂 3 带 6 区
61. 一个体细胞中的 X 染色体数等于什么数加 1(　　)
A. 常染色质
B. 常染色体
C. X 染色质
D. Y 染色质
E. 性染色质
62. 有两个 X 染色质的细胞核的染色体组合是(　　)
A. XX
B. XXX
C. XXY
D. XYY
E. XXXX
63. 一个男性患者核型是 48，XXXY ，请问这个男性患者性染色质的组成是(　　)
A. 3 个 X 染色质，1 个 Y 染色质
B. 2 个 X 染色质，1 个 Y 染色质
C. 2 个 X 染色质，没有 Y 染色质
D. 1 个 X 染色质，1 个 Y 染色质
E. 3 个 X 染色质，没有 Y 染色质
64. 如果某人通过性染色质检查之后发现，有 1 个 X 染色质，1 个 Y 染色质，请问这个

人的核型是(　　)

A. 46, XXY

B. 47, XXY

C. 48, XXXY

D. 47, XY

E. 46, XY

65. 下列哪一观点在赖昂假说中没有体现出来(　　)

A. 失活发生于胚胎发育早期

B. 失活的 X 染色体仍有部分基因表达活性

C. 体细胞中所含的 X 染色质的数目等于 X 染色体数减 1

D. 失活的 X 染色体是随机的

E. 以上说法都不是

二、配伍题

A. G1 期

B. G2 期

C. S 期

D. M 期

E. G0 期

1. DNA 复制发生在(　　)

2. 合成 DNA 和组蛋白是在(　　)

3. RNA 和微管蛋白的合成发生在(　　)

4. 细胞处于暂不增殖状态的时期是(　　)

5. 有丝分裂完成后到 DNA 开始合成之前的时期是(　　)

A. 间期

B. 前期

C. 中期

D. 后期

E. 末期

6. 染色体凝集、核仁解体和核膜消失发生在(　　)

7. 染色体向中央集中，形成赤道板是在(　　)

8. 染色单体分离开始向两极移动发生在(　　)

9. 每条染色体的两条染色单体分开发生在(　　)

10. 两组子染色体移到两极并开始解旋发生在(　　)

A. 细线期

B. 偶线期

C. 粗线期

D. 双线期

E. 终变期

11. 减数分裂中同源染色体两两配对发生在(　　)
12. 在减数分裂前期，染色体进一步变短、变粗，联会的二价体开始分离发生在(　　)
13. 在减数分裂前期，染色体在细胞核内细长如线是发生在(　　)
14. 减数分裂中同源染色体形成四分体是发生在(　　)
15. 在减数分裂前期染色体变得最短粗，核仁消失，核膜溶解的时期是(　　)
A. 二倍体
B. 四分体
C. 二分体
D. 二价体
E. 单分体
16. 第一次减数分裂结束形成一个次级卵母细胞和第一极体，前者的染色体是(　　)
17. 在配子形成中，精原细胞经增殖期所形成的细胞，其核内染色体数是(　　)
18. 在配子形成中，精原细胞经过两次减数分裂形成四个精细胞，每个精细胞内染色体是(　　)
19. 在第一次减数分裂中期，排列在赤道面上的染色体是(　　)
20. 在减数分裂中联会配对的同源染色体纵裂复制，每对同源染色体由四条染色单体构成，被称为(　　)

三、多项选择题

1. 有性生殖过程中，哪些时期的发生增加了生物的变异性(　　)
A. 同源染色体联会交换
B. 精卵结合
C. 非同源染色体的随机组合
D. 姐妹染色单体分离
E. 同源染色体分离
2. 下列细胞中，不属于增殖细胞的有(　　)
A. 成熟的红细胞
B. 神经细胞
C. 淋巴细胞
D. 骨细胞
E. 脂肪细胞
3. 保证子细胞中染色体的形态和数目完全一致的机制有(　　)
A. 着丝点的分裂
B. 细胞核仁的消失
C. 纺锤丝的牵引
D. 染色体复制
E. 姐妹染色单体分离
4. 根据干细胞发育潜能的不同，可分为(　　)
A. 全能干细胞

B. 多能干细胞
C. 单能干细胞
D. 胚胎干细胞
E. 成体干细胞
5. 下列细胞中属于干细胞的是(　　)
A. 骨髓造血细胞
B. 受精卵
C. 红细胞
D. 血小板
E. 白细胞

四、填空题

1. ________和________是同一物质在细胞周期的不同时期中所表现的两种不同存在形式。

2. 在真核生物中，一个正常生殖细胞(配子)中所含的全部染色体称为一个________；其上所含的全部基因称为一个________。

3. 染色体分区的界标是________、________和________。

4. 有丝分裂中期和后期，细胞内的每条染色体分别由________和________DNA 分子构成。

5. 人类精子和卵细胞的发生都要经过________期、________期和______期。精子的形成还要经过________期。减数分裂发生在________期。

6. 减数分裂前期 I 可分为______个时期，分别为________期、________期、________期、______期、__________期。

7. 人类初级卵母细胞前期 I 偶线期可见进行联会，联会后可出现______个二价体。

8. 在光学显微镜下可见，人类初级精母细胞前期 I 粗线期中，每个二价体具有__________条染色单体，称为__________。

9. 人类初级精母细胞和次级精母细胞中染色体的数目分别为________条和________条。

五、名词解释

1. 染色质
2. 染色体
3. 核小体
4. 常染色质
5. 异染色质
6. 细胞增殖周期
7. 减数分裂
8. 同源染色体
9. 联会

10. 姐妹染色单体
11. 核型
12. 核型分析
13. 染色体显带技术

六、问答题

1. 请简述染色质与染色体的区别和联系。
2. 试述有丝分裂前、中、后、末期各个时期的主要特点。
3. 概述减数分裂前期Ⅰ的特点。
4. 比较有丝分裂和减数分裂的异同点及各自意义。
5. 比较精子和卵子发生过程中的异同点。
6. 染色体按着丝粒位置的不同，可以分成哪几种类型？每种类型各包括哪些染色体？
7. 人类体细胞中46条染色体按丹佛体制分成了7个组，试述每组染色体的组成及特点。
8. 医生在临床检查中发现，一个胎儿的染色体数目是47条，而X和Y染色质均为阳性，试问该胎儿是正常分娩还是人工终止妊娠好？请说明理由。
9. 简述干细胞的生物学特征。

第三章　遗传的分子基础

一、单项选择题

1. 常见的核酸有几种(　　)
A. 1 种
B. 2 种
C. 3 种
D. 4 种
E. 5 种
2. 组成核酸的常见碱基有几种(　　)
A. 3 种
B. 4 种
C. 5 种
D. 6 种
E. 7 种
3. 组成 DNA 的基本单位是(　　)
A. 氨基酸
B. 核苷
C. 核苷酸
D. 脱氧核苷酸
E. 磷酸
4. 发现 DNA 双螺旋结构的科学家是(　)
A. 沃森
B. 爱因斯坦
C. 科恩
D. 孟德尔
E. 摩尔根
5. DNA 与 RNA 中共有的嘧啶碱是(　　)
A. U
B. A
C. G
D. C
E. T
6. 脱氧核糖核酸分子中的碱基互补配对原则为(　　)

A. A－U，G－C
B. A－G，T－C
C. A－T，C－G
D. A－C，G－U
E. A－G，U－C
7. 某 mRNA 的核苷酸序列为 5′－ ACGUCAGUC －3′，则 DNA 中的编码链是(　　)
A. 3′－TCGAGTCAG－5′
B. 5′－TCGAGTCAG－3′
C. 5′－ACGTCAGTC－3′
D. 3′－ACGTCAGTC－5′
E. 5′－ACGUCAGUC－3′
8. 真核细胞中的 RNA 来源于(　　)
A. DNA 复制
B. DNA 转录
C. DNA 翻译
D. DNA 合成
E. DNA 分解
9. 某一蛋白质分子由一条多肽链构成，该多肽链含有 80 个氨基酸，则控制该蛋白质合成的信使 RNA 以及基因中的碱基数分别至少为(　　)
A80，240
B. 160，480
C. 240，240
D. 240，480
E. 160，240
10. 下列有关真核生物的基因说法有误的是(　　)
A. 基因是 DNA 分子中具有某种遗传效应的片段
B. 真核生物的基因由结构基因和调控基因组成
C. 基因是稳定不变的
D. 一个结构基因中外显子的数目通常等于内含子的数目＋1
E. 以上都不对
11. 断裂基因中的编码序列称为(　　)
A. 启动子
B. 外显子
C. 内含子
D. 增强子
E. 编码子
12. 内含子的含义是指真核细胞中(　　)
A. DNA 的调控基因
B. 编码区中的非编码序列

C. 编码区中的编码序列
D. 编码序列和非编码序列的总称
E. 编码区中的调控基因
13. 关于遗传密码的叙述，不正确的是(　　).
A. mRNA 中每三个相邻的碱基构成一个密码子
B. 一种密码子只能决定一种氨基酸
C. 一种氨基酸只有一个密码子
D. 在 64 个密码子中有 3 个终止密码子
E. 一种氨基酸可有几个密码子
14. 下列哪个是符合密码子 5′GUA 3′的反密码子(　　)
A. 5′CAT 3′
B. 5′UAC 3′
C. 5′CAU 3′
D. 5′AUG 3′
E. 3′UAC 5′
15. 基因表达时，遗传信息的流动方向和主要过程是(　　)
A. RNA→DNA→蛋白质
B. DNA→rRNA→蛋白质
C. DNA→tRNA→蛋白质
D. DNA→mRNA→蛋白质
E. 蛋白质→RNA→DNA
16. 随着人类基因组计划研究的深入和结构基因组学的基本完成，已知人类基因组共有多少个基因(　　)
A. 1 万 ~2 万
B. 2 万 ~3 万
C. 3 万 ~4 万
D. 4 万 ~5 万
E. 5 万 ~6 万
17. 真核生物结构基因中的外显子与内含子接头处，存在一段高度保守的序列是(　　)
A. 5′ - AG…CT - 3′
B. 5′ - AG…GT - 3′
C. 5′ - GT…AG - 3′
D. 5′ - GT…AC - 3′
E. 5′ - AG…TC - 3′
18. mRNA 的成熟过程剪切掉(　　)
A. 内含子对应序列
B. 外显子对应序列
C. 前导序列 D. 尾部序列

E. 侧翼序列

19. 断裂基因转录的过程是(　　)

A. 基因→hnRNA→剪接、加尾→mRNA

B. 基因→hnRNA→戴帽、加尾→mRNA

C. 基因→hnRNA→剪接、戴帽、加尾→mRNA

D. 基因→hnRNA→剪接、戴帽→mRNA

E. 基因→mRNA

20. 遗传密码表中的遗传密码是以以下何种核酸分子的碱基三联体表示(　　)

A. tRNA

B. mRNA

C. rRNA

D. DNA

E. RNA

21. 在蛋白质合成中，mRNA 的主要功能是(　　)

A. 识别氨基酸

B. 合成模板

C. 延伸肽链

D. 激活 tRNA

E. 串联核糖体

22. 由启动子、增强子和终止子构成的侧翼序列虽不编码氨基酸，但属于人类基因组的一些特殊序列，称为(　　)

A. 调控序列

B. 编码序列

C. 非编码序列

D. 中度重复序列

E. 保守序列

23. 人类基因组是指(　　)

A. 人类所有已知和未知基因的组成

B. 人类全部基因及其侧翼序列的 DNA 组成

C. 人类全部遗传物质转化到受体细胞上所构成的文库

D. 人类染色体中所含有的 DNA

E. 人类单倍染色体组所含有的全部 DNA

24. 断裂基因的编码序列称为(　　)

A. 启动子

B. 侧翼序列

C. 内含子

D. 外显子

E. 终止子

25. 在 64 个密码子中，(　　)密码子很特殊。若它位于 mRNA 的 5′端起始处，则是蛋白质合成的起始信号(起始密码子)，同时编码甲酰甲硫氨酸和甲硫氨酸；若它不是位于mRNA 的起始端，则只具有编码甲硫氨酸的作用(　　)

A. UAG

B. AUC

C. ATG

D. UAA

E. AUG

26. 肺炎球菌转化实验证实遗传物质是(　　)

A. 多糖

B. 蛋白质

C. RNA

D. DNA

E. 脂类

27. DNA 分子中脱氧核糖核苷酸之间连接的化学键是(　　)

A. 离子键

B. 氢键

C. 磷酸二酯键

D. 糖苷键

E. 高能磷酸键

28. mRNA 分子上蛋白质合成的三个终止密码是(　　)

A. GAA、GAG、GGA

B. AGA、AUG、AUU

C. UAU、UGU、UUA

D. UAA、UAG、UGA

E. CCA、CAG、CAC

29. 基因突变是指(　　)

A. 染色体数目的变化

B. 染色体结构的变化

C. 蛋白质结构的变化

D. 碱基对的组成或排列顺序的改变

E. 蛋白质含量的变化

30. 人类中出现的返祖现象，是由下列基因突变的哪种特性引起的(　　)

A. 基因突变的多向性

B. 基因突变的可逆性

C. 基因突变的有害性

D. 基因突变的稀有性

E. 基因突变的重复性

31. 下列哪种情况属于颠换(　　)

A. $T=A \rightarrow C\equiv G$

B. G≡C→T = A

C. A = T→G≡C

D. A = U→G≡C

E. G≡C→U = A

32. 当发生下列哪种突变时，不会引起表型的改变(　　)

A. 移码突变

B. 同义突变

C. 无义突变

D. 错义突变

E. 动态突变

33. 在一个 DNA 片段中发生哪种变化可以引起移码突变(　　)

A. 一个碱基对的转换

B. 一个碱基对的插入

C. 三个碱基对的插入

D. 三个碱基对的缺失

E. 三个碱基对的替换

34. 引起镰刀形细胞贫血症的β珠蛋白基因突变类型是(　　)

A. 移码突变

B. 错义突变

C. 无义突变

D. 动态突变

E. 同义突变

35. 基因中插入或丢失一或两个碱基会导致(　　)

A. 变化点所在密码子的改变

B. 变化点以前的密码子改变

C. 变化点及其以后的密码子改变

D. 变化点前后的几个密码子改变

E. 基因的全部密码子改变

38. 某基因表达的多肽中，发现一个氨基酸异常，该基因突变的方式是(　　)

A. 移码突变

B. 动态突变

C. 无义突变

D. 同义突变

E. 错义突变

39. 脆性 X 综合征的发生原因是(　　)

A. 碱基替换

B. 移码突变

C. 错义突变

D. 无义突变

E. 动态突变

二、多项选择题

1. 真核生物断裂基因结构上的两个重要特点为(　　　)
A. 真核生物断裂基因由外显子和内含子组成
B. 外显子－内含子接头为高度保守的一致顺序
C. 侧翼序列
D. 增强子
E. 断裂基因中的内含子和外显子的关系并非完全固定不变的，因此产生基因的差别表达
2. DNA 复制过程的特点是(　　　)
A. 不连续性
B. 反向平行性
C. 互补性
D. 半保留性
E. 子链合成的方向为 5’→3’
3. 下列哪些是生命有机体的遗传物质(　　　)
A. RNA
B. 碱基
C. 蛋白质
D. DNA
E. 脂类
4. hnRNA 的修饰、加工过程包括(　　　)
A. 戴帽(5′端加 m^7GpppN)
B. 加尾(3′端加 polyA)
C. 切除内含子，拼接外显子
D. 在细胞之中进行加工、修饰
E. α、β 螺旋
5. 人类基因组中的功能序列包括(　　　)
A. 结构基因
B. 基因家族
C. 单一基因
D. 串联重复基因
E. 假基因
6. 遗传密码中的终止密码是(　　　)
A. 5′UGC3′
B. 5′UGA3′
C. 5′UAG3′
D. 5′UGG3′

E. 5′UAA3′

7. 真核生物基因表达调控主要通过哪些阶段水平实现(　　)

A. 转录前

B. 转录后

C. 转录水平

D. 翻译

E. 翻译后

8. 点突变中的碱基替换突变包括(　　)

A. 无义突变

B. 中性突变

C. 错义突变

D. 同义突变

E. 移码突变

9. 可能致病的基因突变是(　　)

A. 同义突变

B. 移码突变

C. 动态突变

D. 碱基替换突变

E. 终止密码突变

10. 启动子包括(　　)

A. CAAT 框

B. CTCT 框

C. GC 框

D. CG 框

E. TATA 框

三、填空题

1. 基因的化学本质是________。

2. 人类基因组包括________基因组和________基因组。人类基因组中的 DNA 序列包括________、________及________。

3. 每个断裂基因转录起始点的上游和转录终止点的下游，都有一段不被转录的 DNA 序列，称为________，包括________、________和________。

4. 基因表达包括________和________两个过程。

5. mRNA 的成熟包括________、________和________等过程。

6. 真核生物基因表达调控是通过多层次、多水平实现的，包括________、________、________、________和________等五个水平。

7. 基因突变具有________、________、________和________等基本特征。

8. 碱基替换可导致________、________、________和________

__等突变类型。

9. 能诱发基因突变的各种内外环境因素繁多而庞杂，根据诱变剂的性质可分为__________、__________和__________等几种类型。

10. DNA 的组成单位是__________，后者由__________、__________和__________组成。

11. DNA 和 RNA 的共有碱基是__________、__________和__________。

12. 双链 DNA 中，碱基对 A 和 T 之间形成的氢键数目是__________，G 和 C 之间的氢键数目是________。

13. 遗传密码具有__________、__________、__________和________等特性。

14. DNA 的复制方式是__________________。

15. “中心法则”表示生物体内________________的传递或流动规律。

四、名词解释

1. 基因
2. 结构基因
3. 基因组
4. 基因突变
5. 基因表达
6. 转录
7. 翻译
8. 调控基因
9. 断裂基因

五、问答题

1. 简述 DNA、RNA、蛋白质三者之间的关系。
2. 基因有哪些生物学功能？
3. 人类结构基因的特点是什么？
4. 什么是基因突变？基因突变有哪些主要类型？诱发基因突变的因素有哪些？基因突变后可能产生哪些后果？
5. 什么是碱基置换？碱基置换引起的基因突变主要有哪些类型？

第四章　遗传的基本规律

一、单项选择题

1. 同一性状在同种生物不同个体之间的差异称为(　　)
A. 性状分离
B. 隐性性状
C. 相对性状
D. 显性性状
E. 性状差异
2. 分离定律的实质是(　　)
A. 染色体数目减半
B. 同源染色体的分离
C. 等位基因的分离
D. 同源染色体的配对
E. 性状的分离
3. 下列性状中，属于相对性状的是(　　)
A. 月季的白花与石竹的红花
B. 南瓜果实白色对豌豆子叶黄色
C. 豌豆种皮的圆滑与皱缩
D. 葵花的高茎与豌豆的矮茎
E. 人的黑发与直发
4. 纯合高茎豌豆与矮茎豌豆杂交(高为显性，矮为隐性)，可预期 F_2代植株为(　　)
A. 1/2 高茎，1/2 矮茎
B. 3/4 高茎，1/4 矮茎
C. 1/4 高茎，3/4 矮茎
D. 全部高茎
E. 全部矮茎
5. 关于基因型与表现型的关系，下列哪句话正确(　　)
A. 基因型相同，则表现型一定相同
B. 基因型相同，则表现型一定不同
C. 基因型不同，表现型有可能相同
D. 基因型由表现型决定
E. 以上说法都不对
6. 等位基因的分离是由于何种染色体的分离(　　)

A. 常染色体
B. 同源染色体
C. 性染色体
D. 姐妹染色单体
E. 非同源染色体

7. 下列关于基因型的描述哪个正确( )
A. Dd 和 DD 是纯合体
B. Dd 和 dd 是杂合体
C. DD 和 Dd 是杂合体
D. DD 和 dd 是纯合体
E. DD 和 dd 是杂合体

8. 一对夫妇生育了三个女孩，再生男孩的可能性是( )
A. 0
B. 25%
C. 50%
D. 75%
E. 100%

9. 父母都是 B 型血，生育了一个 O 型的小孩，则再生一个孩子的血型可能是( )
A. 只能是 O 型
B. 只能是 B 型
C. B 型或 O 型
D. AB 型
E. 不可能是 O 型

10. 自由组合定律的应用至少需要几对相对性状( )
A. 1
B. 2
C. 3
D. 4
E. 5

11. 基因型 YyRr 与基因型 YyRr 个体杂交，后代的表型之比是( )
A. 3∶3∶3∶1
B. 1∶1∶1∶1
C. 9∶3∶3∶1
D. 3∶1
E. 1∶1

12. 基因型 YYRr 的个体与 Yyrr 的个体杂交，后代不应该有的基因型是( )
A. YYRr
B. YyRr
C. YYrr

D. YyRR

E. Yyrr

13. 将基因型为 AaBB 的苹果枝条嫁接在基因型为 AABB 的苹果砧木上，枝条成活后，所结果实的基因型为(　　)

A. AABB

B. AaBB

C. AaBB 或 AABB

D. 不能确定

E. 以上都不对

14. 下列基因型中产生配子类型最少的是(　　)

A. AaBb

B. aaBb

C. aaBBFF

D. AabbFF

E. Aa

15. 在完全显性的情况下，两个亲本表现型相同的一组是(　　)

A. AABB × aabb

B. AaBb × Aabb

C. AaBb × AaBB

D. AaBb × aaBb

E. AaBb × aabb

16. 纯种灰身长翅与黑身残翅果蝇杂交，子一代表现型是(　　)

A. 黑身残翅

B. 灰身长翅

C. 黑身长翅

D. 灰身残翅

E. 灰身无翅

17. 子一代灰身长翅雄果蝇与黑身残翅雌果蝇测交，后代的表现型是(　　)

A. 都是灰身长翅

B. 都是黑身残翅

C. 灰身长翅：黑身残翅 = 1:1

D. 灰身长翅：黑身残翅 = 3:1

E. 黑身长翅：灰身残翅 = 3:1

18. 如果基因型为 BbVv 的雌果蝇与黑身残翅的雄果蝇测交，则后代的表现型有(　　)

A. 2 种

B. 3 种

C. 4 种

D. 5 种

E. 8 种

19. 互换的细胞学实质是(　　)

A. 同一染色体上两染色单体之间互换片段

B. 同源染色体之间非姐妹染色单体交换片段

C. 同一染色单体的基因交换位置

D. 非同源染色体之间染色单体互换片段

E. 姐妹染色单体的基因交换位置

20. 番茄的红果(R)对黄果(r)为显性，为了验证红果番茄的基因型为 RR 和 Rr，应和哪种番茄杂交(　　)

A. 杂合红果

B. 纯合红果

C. 纯合黄果

D. 杂合黄果

E. 无法验证

21. 纯合高豌豆和矮豌豆杂交(高为显性，矮为隐性)，可预期 F2 代植株为(　　)

A. 1/2 高茎，1/2 矮茎

B. 3/4 高茎，1/4 矮茎

C. 全部高茎

D. 1/4 高茎，3/4 矮茎

E. 全部矮茎

22. 孟德尔豌豆杂交实验结果的论文发表在(　　)

A. 1665 年

B. 1856 年

C. 1865 年

D. 1956 年

E. 1965 年

23. 遗传学家孟德尔发现了遗传学的几个规律(　　)

A. 1

B. 2

C. 3

D. 4

E. 5

24. 孟德尔分别选用了具有明显差异的几对相对性状的豌豆品种进行杂交实验(　　)

A. 3

B. 4

C. 5

D. 6

E. 7

25. 孟德尔用高豌豆和矮豌豆进行杂交，子一代自花授粉，其子二代中矮豌豆占(

)

A. 0

B. 25%

C. 50%

D. 75%

E. 100%

26. 孟德尔用一对相对性状进行杂交，后代显现的两种性状在数量上的比接近于(　　)

A. 1∶1

B. 2∶1

C. 3∶1

D. 4∶1

E. 5∶1

27. 假设茉莉花的颜色受一对等位基因控制，并且属于不完全显性遗传，纯合子(RR)红花茉莉与纯合子(rr)白花茉莉杂交，子一代的基因型是(　　)

A. 粉红色

B. 红花

C. RR

D. Rr

E. rr

28. 为了检测子一代杂合子的基因型，应进行下列哪种杂交方式(　　)

A. 子一代×隐性亲本

B. 子一代×子二代

C. 子一代×显性亲本

D. 子一代×子一代

E. 显性亲本×隐性亲本

29. 显性基因和隐性基因的字母书写方式为(　　)

A. 显性基因小写，隐性基因大写

B. 显性基因和隐性基因均大写

C. 显性基因大写，隐性基因小写

D. 显性基因和隐性基因均小写

E. 两者大小写均可

30. 等位基因是指一对同源染色体上相同位点上的(　　)

A. 两个隐性基因

B. 两个显性基因

C. 一个显性基因，一个隐性基因

D. 控制相对性状的两个基因

E. 一组基因

31. 隐性基因是指(　　)

A. 只能在纯合状态下才表现性状的基因
B. 在杂合状态下表现性状的基因
C. 在任何状态下都表现性状的基因
D. 永远不表现出性状
E. 隐藏在显性基因里面
32. 下列各项中，不属于配子基因型的是(　　)
A. Dd
B. Yr
C. Br
D. YR
E. RY
33. 基因型 YyRr 与基因型 YyRr 个体杂交，后代的表型之比是(　　)
A. 3∶3∶3∶1
B. 1∶1∶1∶1
C. 9∶3∶3∶1
D. 9∶5∶2∶1
E. 3∶1
34. AaBbCc 基因型个体产生 Abc 型配子的概率是(　　)
A. 1/2
B. 1/4
C. 1/8
D. 1/16
E. 1/32
35. 子代中出现亲本品种原来所没有的性状组合，称为(　　)
A. 亲组合
B. 重组合
C. 分离
D. 互换
E. 连锁
36. 杂合雌雄白兔交配，产生的后代中有白色和黑色两种家兔，这种现象称(　　)
A. 性状分离
B. 基因的重组
C. 同源染色体分离
D. 姐妹染色体的分离
E. 基因分离
37. 基因 A 和 B 连锁，a 和 b 连锁，基因 A 和 B 之间的交换率为 8%，在配子发生过程中杂合子产生 aB 型配子的比例是(　　)
A. 8%
B. 6%

C. 4%
D. 2%
E. 1%
38. 连锁遗传一般指什么基因连在一起(　　)
A. 等位基因
B. 同一生物体的所有基因
C. 同一条染色体上的基因
D. 同一细胞内的所有基因
E. 一对同源染色体上的所有基因
39. 通常，人的褐眼由显性基因(M)控制，蓝眼由隐性基因(m)控制。一个褐眼男性和一个蓝眼女性结婚，他们的第一个孩子蓝眼，那么这个男性的基因型是(　　)
A. MM
B. Mm
C. mm
D. 以上都不是
E. 以上都可能
40. 已知 Y/y 和 R/r 这两对基因是自由组合的，基因型是 YyRr 的个体产生的配子类型为( )
A. YR 和 yr
B. Yy 和 Rr
C. Yr 和 yr
D. YR、Yr、yR、yr
E. YR 和 Yr

二、配伍题

A. 分离定律
B. 自由组合定律
C. 完全连锁遗传
D. 不完全连锁遗传
E. 多基因遗传
1. 在形成生殖细胞过程中，同源染色体的分离是哪一种遗传规律的细胞学基础(　　)
2. 在生殖细胞形成过程中，非同源染色体可以随机组合，这是哪种遗传规律的细胞学基础(　　)
A. 2 种
B. 4 种
C. 7 种
D. 9 种
E. 16 种
3. 在豌豆杂交实验中，F1 代自交(YyRr)得到的基因型有(　　)

4. 上题中得到的表现型有(　　)
5. 上题中得到的新的表现型有(　　)
A. 3∶1
B. 1∶2∶1
C. 1∶1∶1∶1
D. 9∶3∶3∶1
E. 1∶1
6. 纯种圆滑豌豆和纯种皱缩豌豆杂交，子二代基因型分离比是(　　)
7. 上题中子二代表现型分离比是(　　)
8. 上题中子一代配子的分离比是(　　)
9. 纯种黄圆豌豆和绿皱豌豆杂交，子一代产生的配子比是(　　)
10. 上题中后代表现型分离比是(　　)

三、填空题

1. 遗传的三大定律是________________、________________、________________。

2. 分离定律适用于受__________对等位基因控制的__________对相对性状的遗传。

3. 杂合体高茎豌豆自花授粉后，其后代共有160株，据理论上推算，其中______茎约有120株，______茎约有40株，________茎为显性性状，________茎为隐性性状。

4. 杂合子高茎豌豆白花授粉，F1代中矮茎纯合体(dd)的比例为__________，高茎豌豆纯合体(DD)的比例为__________，杂合体高茎豌豆(Dd)的比例为__________，高茎豌豆与矮茎豌豆的表现型比例为__________。

5. 减数分裂时，__________________的分离是分离定律的细胞学基础，分离定律的实质是__________的分离。

6. 在遗传学中，P表示________，♀表示__________，♂表示________，G表示________，×表示__________，F1表示__________，F2表示________，⊗表示________。

7. 分离定律的研究者是____________，应用的实验材料是____________。

8. 自由组合定律适用于__________染色体上的______________基因控制的性状遗传，其细胞学基础是___________染色体的自由组合，其实质是______________的自由组合。

9. 黄圆豌豆的杂合体进行自交，其后代基因型有__________种，表现型有__________种，表现型分别是________、________、________、________，表现型的比例是__________。

10. 美国杰出的生物学家___________以___________为实验材料，在大量杂交实验的基础上，发现了____________________定律。

11. 在果蝇的连锁遗传中，若子代全是亲本组合的现象称为_____________；若子代大部分是亲本组合，少部分是重组类型的现象称为______________。

12. 在果蝇的连锁遗传中，摩尔根假定：基因B和V同在______________，基因b和v同在____________________。

13. 果蝇有4对染色体，可以形成__________个连锁群，人类有23对染色体，其中22

对常染色体可形成__________个连锁群，X 和 Y 各形成__________个连锁群，因此人类可形成__________个连锁群。

14. 同一对染色体上的两对等位基因距离越远，发生互换的可能性越__________；距离越近，发生互换的可能性越__________，一般用____________表示。

四、名词解释

1. 性状
2. 相对性状
3. 显性性状
4. 隐性性状
5. 性状分离
6. 显性基因
7. 隐性基因
8. 等位基因
9. 基因型
10. 表现型
11. 纯合体
12. 杂合体
13. 测交
14. 连锁
15. 互换

五、问答题

1. 人类惯用右手（R）对惯用左手（r）是显性。父亲惯用左手，母亲惯用右手，他们的第一个孩子惯用左手，写出这一家三人的基因型。

2. 在番茄中，红果色（R）对黄果色（r）是显性，问下列杂交的后代中可以出现哪些基因型？哪些表现型？它们的比例如何？

（1）RR × Rr

（2）Rr × rr

（3）Rr × Rr

（4）rr × rr

3. 猕猴有褐色毛和白色毛，褐色毛是显性，基因型是 AA，白色毛为隐性，基因型是 aa。现有一只雄白色猕猴和一只雌褐色猕猴，请问通过何种途径才能产生后代为白色的猕猴？并用图解说明。

4. 在南瓜中，果实的白色（W）对黄色（w）是显性，果实盘状（D）对球状（d）是显性，这两对基因是自由组合的，问下列杂交可以产生哪些基因型？哪些表现型？它们的比例如何？

（1）WWDD × wwdd

（2）WwDd × wwdd

(3)Wwdd ×wwDd

5. 雌果蝇的基因型是 BbVv，请问：

(1)它能产生多少种配子？

(2)配子的类型是什么？

(3)符合什么遗传规律？

6. 已知 abc 三个基因位于一条染色体上，并且是连锁的。实验测得 ab 之间的交换率是 10%，ac 之间的交换率是 18%，bc 之间的交换率是 8%，推测 abc 三个基因在染色体上的排列顺序。

7. 简述分离定律内容、细胞学基础及实质。

8. 简述自由组合定律内容、细胞学基础及实质。

第五章　单基因遗传与单基因病

一、单项选择题

1. 已知短指症为常染色体显性遗传病，杂合体患者与正常人婚配，生下短指症患者的可能是(　　)

A. 1/2

B. 1/3

C. 3/4

D. 2/3

E. 1/4

2. 对于常染色体隐性遗传病，下列婚配方式会出现类显性遗传的是(　　)

A. 杂合子与正常人

B. 杂合子与杂合子

C. 杂合子与患者

D. 患者与患者

E. 患者与正常人

3. 对于常染色体隐性遗传病，已知群体中携带者的频率为1/50，则表兄妹之间近亲婚配生下后代的发病风险为(　　)

A. 1/400

B. 1/800

C. 1/1200

D. 1/1600

E. 1/10000

4. 一对正常夫妇生了一个高度近视(AR)的男孩和一个正常的女孩，这对夫妇若再生两个孩子，都是患者的可能性是(　　)

A. 1/4

B. 1/2

C. 3/4

D. 1/16

E. 2/3

5. 下列特征不属于XD的是(　　)

A. 男性患者多于女性患者

B. 女性患者多于男性患者

C. 患者的双亲必定有一名是该病患者

D. 男性患者女儿全部都是患者，儿子全部正常

E. 女性患者病情较轻

6. 对于 XR，不正确的描述是(　　)

A. 女儿为患者，其父一定为患者

B. 儿子如果发病，母亲一定是携带者

C. 系谱中往往只有男性患者

D. 双亲无病时女儿可发病儿子不会发病

E. 双亲无病时儿子可发病女儿不会发病

7. 下列哪种不属于单基因病(　　)

A. 红绿色盲

B. 白化病

C. 苯丙酮尿症

D. 精神分裂症

E. 短指症

8. 下列哪种不属于 AD(　　)

A. 先天愚型

B. 短指

C. 并指

D. 慢性进行性舞蹈病

E. 多指

9. 一对表型正常的夫妇，婚后生了一个白化病的孩子，这对夫妇的基因型是(　　)

A. Aa × Aa

B. AA × Aa

C. AA × aa

D. Aa × aa

E. AA × AA

10. 一对表型正常的夫妇，婚后生了一个患白化病的男孩，如果他们再生一个小孩，表型正常的可能性是(　　)

A. 25%

B. 50%

C. 75%

D. 100%

E. 0

11. 不符合常染色体显性遗传病系谱特点是(　　)

A. 患者的双亲中往往有一个是患者

B. 男女发病机会均等

C. 连续传递

D. 杂合子不发病，是携带者

E. 双亲无病，子女通常也不会患病

12. 关于常染色体隐性遗传的系谱特点，下列叙述不正确的是(　　)

A. 不连续遗传

B. 近亲婚配时子女发病率比非近亲婚配时高

C. 患者的双亲往往正常，但是携带者

D. 男患者多于女患者

E. 男女患病机会相同

13. 一对等位基因之间没有显性和隐性的区别，在杂合状态下两种基因的作用都体现出来称为(　　)

A. 共显性遗传

B. 不完全显性遗传

C. 延迟显性遗传

D. 不规则显性遗传

E. 完全显性遗传

14. 慢性进行性舞蹈病的患者并非出生后即表现出相应的症状，而是到了一定的年龄才发病，这是(　　)

A. 共显性遗传

B. 不规则显性遗传

C. 延迟显性遗传

D. 不完全显性遗传

E. 完全显性遗传

15. 母亲是 B 型血，父亲是 AB 型血，其子女不可能的血型是(　　)

A. O 型

B. AB 型

C. A 型

D. B 型

E. 以上都是

16. 一个 O 型血的母亲生育了一个 A 型的孩子，请问这个孩子的父亲的血型可能是(　　)

A. 只能是 A 型

B. A 型或是 B 型

C. A 型或是 AB 型

D. A 型或是 O 型

E. AB 型

17. 一位红绿色盲男性与一位表型正常的女性结婚，她们所生的后代中(　　)

A. 女儿全都是红绿色盲患者

B. 儿子全是红绿色盲患者

C. 儿子正常

D. 女儿要么是红绿色盲患者，要么是携带者

E. 儿子女儿都是患者

18. 一位红绿色盲男性的父母、祖父母和外祖父母的色觉正常，但他的舅父是红绿色盲的患者，由此可知他的红绿色盲基因来自于(　　)

A. 父亲

B. 外祖父

C. 舅父

D. 外祖母

E. 祖父

19. 一个男婴儿的父亲是红绿色盲患者，母亲是表型正常的携带者，请问这个男婴患红绿色盲的可能性是(　　)

A. 25%

B. 50%

C. 75%

D. 100%

E. 0

20. 血友病 A 呈 XR，一位男患者，其父母和祖父母都正常，其亲属不可能患此病的是(　　)

A. 外祖父

B. 堂兄弟

C. 外甥

D. 姨表兄弟

E. 舅父

21. 一位男性将其 X 染色体上的致病基因传给其孙女的几率是(　　)

A. 0

B. 25%

C. 50%

D. 75%

E. 100%

22. 一位男性其 X 染色体上有一个致病基因，请问他亲妹妹的儿子也有该致病基因的概率至少是(　　)

A. 12.5%

B. 25%

C. 75%

D. 50%

E. 100%

23. 下列婚配方式中，所生的男孩肯定不是红绿色盲患者的是(　　)

A. 父亲红绿色盲，母亲是携带者

B. 父亲红绿色盲，母亲基因完全正常

C. 父亲正常，母亲携带者

D. 父亲正常，母亲色盲

E. 以上都不对

24. 女儿是红绿色盲患者，她的致病基因来自(　　)

A. 父亲的 X 染色体

B. 母亲的 X 染色体

C. 父亲的 X 染色体和母亲的 X 染色体

D. 父亲的 Y 染色体

E. 以上都不是

25. ABO 血型系统属于(　　)

A. 共显性遗传

B. 完全显性遗传

C. 不完全显性遗传

D. X 连锁遗传

E. 不规则显性遗传

26. 一对夫妇为单眼皮，经过双眼皮手术后变为明显的双眼皮，则他们所生的孩子一定是(　　)

A. 双眼皮

B. 单眼皮

C. 介于双单之间

D. 一半为单眼皮

E. 不好判断

27. 表兄弟姐妹是属于(　　)

A. 一级亲属

B. 二级亲属

C. 三级亲属

D. 四级亲属

E. 五级亲属

28. 一个群体中，某遗传病(AR)的发病率为 1/10000，则该群体中一对三级亲属婚配所生的子女患该病的概率比正常人多多少倍？(　　)

A. 7.5

B. 6.25

C. 8

D. 16

E. 32

29. 抗维生素 D 性佝偻病为 XD，夫妇二人均为此病患者，所生子女发病风险为(　　)

A. 儿子女儿全都发病

B. 女儿全发病，儿子至少一半发病

C. 不能确定

D. 儿子女儿各有一半发病

E. 儿子全发病，女儿不发病

30. 外耳道多毛属于(　　)
A. AD
B. XD
C. Y 连锁遗传
D. XR
E. AR
31. 短指是指一种遗传疾病，它属于(　　)
A. 常染色体显性疾病
B. X 连锁显性疾病
C. 常染色体隐性疾病
D. X 连锁隐性疾病
E. Y 连锁遗传病
32. 不完全显性指的是(　　)
A. 杂合子表现型介于纯合显性和纯合隐性之间
B. 显性基因作用介于纯合显性和纯合隐性之间
C. 显性基因作用未表现
D. 显性基因和隐性基因都表现
E. 隐性基因作用未表现
33. 复等位基因是指(　　)
A. 一对染色体上有两个相同的基因
B. 一对染色体上有三种以上的基因
C. 同源染色体的不同位点有三个以上的基因
D. 同源染色体的相同位点有三种以上的基因
E. 非同源染色体相同位点上不同形式的基因
34. 人类 MN 血型的遗传方式属于(　　)
A. 半显性遗传
B. 完全显性遗传
C. 共显性遗传
D. 常染色体隐性遗传
E. X 连锁遗传
35. 白化病属于(　　)
A. X 连锁显性遗传病
B. 常染色体隐性遗传病
C. 常染色体显性遗传病
D. X 连锁隐性遗传病
E. Y 连锁遗传病
36. 二级亲属的亲缘系数是(　　)
A. 1/2
B. 1/3

C. 1/4
D. 1/6
E. 1/8
37. 患者正常同胞有 2/3 为携带者的遗传病是(　　)
A. X 连锁显性遗传病
B. 常染色体隐性遗传病
C. 常染色体显性遗传病
D. X 连锁隐性遗传病
E. Y 连锁遗传病
38. 一个男性具有一种 X 连锁致病基因，他的儿子通过他传递而带有这种致病基因的概率是(　　)
A. 0
B. 1/2
C. 1/4
D. 1/8
E. 1
39. 在 X 连锁显性遗传病中，男患者的基因型为(　　)
A. X^AY
B. X^aY
C. X^AX^A
D. X^AX^a
E. X^aX^a
40. 在 X 连锁显性遗传病中，女患者的基因型通常为(　　)
A. X^AY
B. X^aY
C. X^AX^A
D. X^AX^a
E. X^aX^a
41. 在 X 连锁隐性遗传病中，男患者的基因型为(　　)
A. X^AY
B. X^aY
C. X^AX^A
D. X^AX^a
E. X^aX^a
42. 在 X 连锁隐性遗传病中，女患者的基因型为(　　)
A. X^AY
B. X^aY
C. X^AX^A
D. X^AX^a

E. X^aX^a

43. 关于人类红绿色盲的遗传，正确的预测是(　　)

A. 一个色盲的男性不可能有一个色觉正常的母亲

B. 一个色盲的男性不可能有一个色觉正常的父亲

C. 一个色盲的女性不可能有一个色觉正常的父亲

D. 一个色盲的女性不可能有一个色觉正常的母亲

E. 以上说法都不对

44. 血友病属于X连锁隐性遗传病。某血友病患者的岳父表现正常，岳母患血友病，对他的子女表现型的预测应当是(　　)

A. 儿子患病，女儿正常

B. 儿子、女儿全部正常

C. 儿子正常，女儿患病

D. 儿子和女儿全部是患者

E. 儿子和女儿中都有可能出现患者

45. 交叉遗传的特点是(　　)

A. 女性患者的致病基因一定由母亲传来，将来一定传给儿子

B. 女性患者的致病基因一定由父亲传来，将来一定传给女儿

C. 男性患者的致病基因一定由父亲传来，将来一定传给女儿

D. 男性患者的致病基因一定从父亲传来，将来一定传给儿子

E. 男性患者的致病基因一定从母亲传来，将来一定传给女儿

46. 存在交叉遗传和隔代遗传的遗传病为(　　)

A. 常染色体隐性遗传病

B. 常染色体显性遗传病

C. X连锁显性遗传病

D. X连锁隐性遗传病

E. Y连锁遗传病

47. 下列哪种遗传方式没有父传子的现象(　　)

A. 常染色体隐性遗传

B. 常染色体显性遗传

C. X连锁遗传

D. Y连锁遗传

E. 多基因遗传

48. 父母血型分别是A型和B型，生了一个O型血的女儿，再生育子女的血型可能是(　　)

A. A、O

B. B、O

C. O

D. A、B、O

E. A、B、O、AB

49. 视网膜母细胞瘤属常染色体显性遗传病，如果其外显率为90%，一个杂合型患者与一个正常人婚配，生下患者的概率为(　　)

A. 25%

B. 45%

C. 50%

D. 75%

E. 100%

50. 某男子患白化病，其父母和妹妹均无此病，如果他的妹妹与白化病患者结婚，生出病孩的概率是(　　)

A. 1/2

B. 1/3

C. 2/3

D. 1/4

E. 1/6

51. 某男子的叔叔患有白化病(AR)，他与其姑表妹结婚，所生子女的发病风险是(　　)

A. 1/4

B. 1/8

C. 1/36

D. 1/100

E. 1/120

52. 一对夫妇表现型正常，妻子的弟弟为白化病(AR)患者。假设白化病基因在人群中为携带者的频率为1/60，这对夫妇生育白化病患儿的概率为(　　)

A. 1/4

B. 1/480

C. 1/240

D. 1/120

E. 1/360

53. 一对夫妻身体健康，先后生了两个苯丙酮尿症(AR)患儿。若这对夫妻再生育，生健康孩子的可能性是(　　)

A. 0

B. 25%

C. 50%

D. 75%

E. 100%

54. 抗维生素D性佝偻病是X连锁显性遗传病。一个女性患者和一健康男性结婚，其子女发病几率是(　　)

A. 儿子、女儿均 100% 患病

B. 儿子、女儿均 100% 正常

C. 儿子、女儿均 50% 患病

D. 儿子 50% 患病，女儿 100% 正常

E. 儿子 100% 正常，女儿 100% 患病

55. 抗维生素 D 性佝偻病是 X 连锁显性遗传病。一个男性患者与一健康女性婚配，其后代子女患病情况是(　　)

A. 儿子、女儿均 100% 患病

B. 儿子、女儿均 100% 正常

C. 儿子 100% 患病，女儿 100% 正常

D. 儿子、女儿均 50% 患病

E. 儿子 100% 正常，女儿 100% 患病

56. 某男孩是红绿色盲(XR)，他的父母、祖父母、外祖父母色觉都正常，这个男孩的色盲基因是通过哪些人传下来的(　　)

A. 外祖母→母亲→男孩

B. 祖母→父亲→男孩

C. 祖父→父亲→男孩

D. 外祖父→母亲→男孩

E. 以上都不是

57. 一个女性红绿色盲患者与正常男性结婚，所生儿子的发病风险是(　　)

A. 1/2

B. 1

C. 1/4

D. 0

E. 以上都不是

58. 一个父亲为红绿色盲的女性与正常男性结婚，所生儿子患色盲的风险是(　　)

A. 1/2

B. 1/3

C. 3/4

D. 1/4

E. 1/8

59. 一对表现型正常的夫妻，生了一个红绿色盲的儿子，如果他们再生女儿，患红绿色盲的风险是(　　)

A. 1

B. 1/2

C. 1/4

D. 3/4

E. 0

60. 血友病是 X 连锁隐性遗传病。一个女性的两个弟弟患血友病，她父母无病，她与正常男性结婚，其所生男孩的发病风险是(　　)

A. 1/2

B. 1/4

C. 1/8

D. 1/16

E. 1/32

61. 血友病是 X 连锁隐性遗传病。一个血友病男性患者与一个基因型正常的女性($X^H X^H$)结婚，后代子女发病情况是(　　)

A. 儿、女都是携带者

B. 儿、女均有 1/4 可能发病

C. 儿、女均有 1/2 可能发病

D. 所有女儿都是携带者，儿子都正常

E. 所有女儿都发病，所有儿子都正常

62. DMD 是 X 连锁隐性遗传病。一个女性的两个舅舅患此病，此女性与正常男性结婚，所生男孩患病风险是(　　)

A. 1/4

B. 1/8

C. 1/16

D. 1/32

E. 1/64

63. 外耳道多毛症是 Y 连锁遗传病。一个外耳道多毛症的男性与正常女性结婚后，所生儿子患此病的概率是(　　)

A. 1

B. 1/2

C. 1/4

D. 2/3

E. 0

64. 一个患并指的男性与正常女性结婚，生了一个患白化病而手指正常的孩子。他们如果再生育，生下手指和肤色均正常孩子的概率是(　　)

A. 1/2

B. 1/4

C. 3/4

D. 1/8

E. 3/8

65. 两个先天性聋哑患者婚后所生两个子女听力均正常，这是由于(　　)

A. 表现度低

B. 外显率不完全

C. 基因突变

D. 遗传异质性

E. 环境因素影响

66. 原发性血色病是一种常染色体隐性遗传病，但男患者多于女患者 10 ~ 20 倍，在遗传学上把这种现象称为(　　)

A. 限性遗传

B. 遗传的异质性

C. 从性遗传

D. 遗传的多效性

E. 遗传印记

二、多项选择题

1. 下列有关常染色体显性遗传特征的描述，正确的是(　　　　)

A. 系谱中呈连续遗传现象

B. 男女发病几率均等

C. 患者的同胞约 1/2 发病

D. 患者的双亲中必有一个为患者

E. 患者都是显性纯合体，杂合体是携带者

2. 下列有关常染色体隐性遗传系谱特点的描述，正确的有(　　　　)

A. 患者双亲表现型往往是正常的，但他们都是携带者

B. 男女患病机会均等

C. 群体中女性患者远多于男性患者

D. 近亲婚配时，子代发病率比非近亲者高

E. 系谱中看不到连续遗传现象

3. 下列有关色盲的叙述正确的有(　　　)

A. 一个色觉正常的男性可能有一个色盲的父亲

B. 一个色觉正常的男性可能有一个色盲的母亲

C. 一个色觉正常的女性可能有一个色盲的父亲

D. 一个色觉正常的女性可能有一个色盲的母亲

E. 以上说法都不对

三、填空题

1. 单基因病是指受一对__________________影响而产生的疾病。

2. 研究人类遗传性状最常用的方法为__________________，通常需要从____________入手进行绘制。

3. 人体卷舌与非卷舌由等位基因 R/r 控制，某学生的父母均能卷舌，但本人不能卷

舌，则其父亲的基因型为________________。

4. 携带多指症显性致病基因的个体，并未表现出多指症状，这种现象属于常染色体显性遗传中的____________________。

5. 家族性高胆固醇血症中，血中胆固醇含量杂合子患者为 300 ~ 400mg/mL 时，纯合子患者含量为 600mg/mL，而正常人为 150 ~ 250mg/mL。这种遗传方式属常染色体显性遗传方式中的______________________。

6. 父母都是 B 型血，生育了一个 O 血型的孩子，这对夫妇再生孩子的血型可能是________和__________，概率分别为________和________。

7. Hungtington 舞蹈症常于 30 ~ 40 岁发病，有的甚至在 60 岁发病，这种现象称为________________________。

8. 白化病是常染色体隐性遗传病，是由于____________酶功能障碍，从而不能形成黑色素。

9. 两个常染色体隐性遗传病携带者婚配所生育的正常子女中携带者的频率为____________。

10. 从性遗传和性连锁遗传的表现形式都与性别有密切的联系，但性连锁遗传的基因位于__________染色体上，而从性遗传的基因位于__________染色体上，它们是截然不同的两种遗传现象。

四、名词解释

1. 系谱
2. 先证者
3. 系谱分析
4. 复等位基因
5. 共显性遗传
6. 表现度
7. 外显率
8. 携带者
9. 交叉遗传
10. 遗传异质性
11. 限性遗传

五、问答题

1. 一对夫妇血型分别是 AB 型和 O 型，生了一个 O 型血的孩子，请问这个孩子是否是这个夫妇亲生？为什么？用基因图解表示。

2. 一对夫妇，丈夫是 B 型血，他的母亲是 O 型血；妻子为 AB 型血，问后代可能出现什么血型，不可能出现什么血型？

3. 有位色觉正常的女性，她的父亲是色盲，这个女性和一个色盲男性结婚，他们的子女中男、女患色盲的几率各是多少？

4. 请分析下列系谱图，并回答：①是何种遗传方式；②写出你的判断依据；③先证者以及她父母的基因型。（基因符号是 A 和 a）

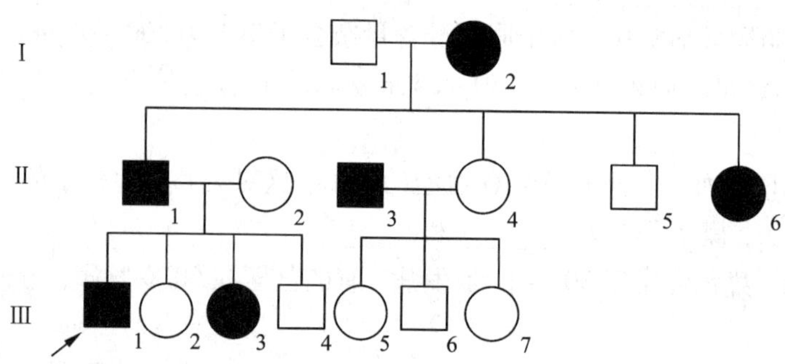

5. 一父亲患有多指症的女性与正常男性结婚，此夫妇生下患多指症孩子的概率为多少？已知多指症的外显率为 80% ，二人家系中其他成员人均无此病。

6. 丈夫并指，妻子正常，婚后生了一个白化病患儿，问他们再生一个健康孩子的可能性有多大？（并指，A/a；白化病，B/b）

7. 假定基因 A 是视网膜正常所必需的，基因 B 是视神经正常所必需的，且 A/a 和 B/b 位于不同对的同源染色体上，现有基因型均为 AaBb 的双亲，他们生育视觉正常的孩子的可能性是多少？

8. 控制红绿色盲和甲型血友病的基因都位于 X 染色体上，且均为隐性基因，其交换率是 10% 。某家庭中父亲是红绿色盲，母亲表型正常，已经生了一个女儿是红绿色盲，一个儿子是甲型血友病，请分析如果他们再生孩子可能会出现些什么表现型？

第六章　分子病和遗传性酶病

一、单项选择题

1. 遗传性酶病，最常见的遗传方式是(　　)
A. XD
B. AR
C. XR
D. AD
E. Y 连锁遗传
2. 镰型红细胞贫血症的根本原因在于基因突变，其突变的方式是(　　)
A. 某一碱基对被置换
B. 增添了一小段 DNA
C. 缺失了某一碱基对
D. 增添了某一碱基对
E. 缺失了一小段 DNA
3. 苯丙酮尿症的产生原因是由于患者体内缺乏(　　)
A. 苯丙氨酸羟化酶
B. 半乳糖激酶
C. 尿黑酸氧化酶
D. 多巴脱羟酶
E. 酪氨酸酶
4. 白化病产生的原因是由于患者体内缺乏(　　)
A. 多巴脱羟酶
B. 酪氨酸酶
C. 尿黑酸氧化酶
D. 苯丙氨酸羟化酶
E. 半乳糖激酶
5. 基因突变引起某种酶在质和量上的异常，由此引起的疾病称为(　　)
A. 基因病
B. 遗传性酶病
C. 遗传病
D. 分子病
E. 蛋白质病
6. 基因突变引起蛋白质分子结构或数量的异常，由此引起的疾病称为(　　)

A. 分子病
B. 基因病
C. 遗传病
D. 遗传性酶病
E. 蛋白质病

7. 下列几个人类珠蛋白基因中，哪个不能表达出正常的珠蛋白(　　)
A. α
B. β
C. γ
D. $\varphi\beta$
E. δ

8. 镰形红细胞贫血患者的血红蛋白是 HbS，其分子组成是(　　)
A. $\alpha_2\beta_2^{6谷-赖}$
B. $\alpha_2\beta_2^{26谷-赖}$
C. $\alpha_2\beta_2^{26谷-缬}$
D. $\alpha_2\beta^{6谷-缬}$
E. $\alpha_2\beta_2^{6谷-缬}$

9. 静止型 α 地中海贫血患者（α^+/α^A）之间婚配，生出轻型 α 地贫患者的可能性是(　　)
A. 0
B. 1
C. 1/2
D. 1/4
E. 1/8

10. 引起镰形红细胞贫血的 β 珠蛋白基因突变类型是(　　)
A. 整码突变
B. 错义突变
C. 无义突变
D. 移码突变
E. 终止密码突变

11. 血友病 A 型和 B 型的遗传方式都是(　　)
A. AR
B. AD
C. XD
D. XR
E. Y 连锁

12. 与苯丙酮尿汞症不符的临床特征是(　　)
A. 患者尿液有大量的苯丙氨酸
B. 患者尿液有苯丙酮酸

C. 患者尿液和汗液有特殊臭味
D. 患者智力发育低下
E. 患者的毛发和肤色较浅
13. 苯丙酮尿症患者体内哪种物质异常增高(　　)
A. 5－羟色酸
B. 酪氨酸
C. 氨基丁酸
D. 黑色素
E. 苯丙酮酸
14. Hb Bart's 胎儿水肿综合征的基因型为(　　)
A. α^0/α^0
B. α^0/α^+
C. α^0/α^A或 α^+/α^+
D. α^+/α^A
E. α^A/α^A

二、配伍题

A. $\alpha_2\beta_2$
B. $\alpha_2\gamma_2$
C. $\alpha_2\varepsilon_2$
D. $\alpha_2\delta_2$
E. $\zeta_2\varepsilon_2$
1. 人类胎儿期红细胞中的主要血红蛋白是 HbF，其分子组成是(　　)
2. 人类成人期红细胞中的主要血红蛋白是 HbA，其分子组成是(　　)
A. 11p13
B. 11p15
C. 11q15
D. 16q15
E. 16p13
3. 人类 α 珠蛋白基因簇定位于(　　)
4. 人类 β 珠蛋白基因簇定位于(　　)
A. 0
B. 1
C. 2
D. 3
E. 4
5. Hb Bart's 胎儿水肿综合征患者缺失 α 珠蛋白基因的数目是(　　)
6. 静止型 α 地中海贫血患者缺失 α 珠蛋白基因的数目是(　　)
7. HbH 病患者缺失 α 珠蛋白基因的数目是(　　)

8. 轻型地中海贫血患者缺失 α 珠蛋白基因的数目是(　　)

A. 0

B. 1/8

C. 1/4

D. 1/2

E. 1

9. 正常人与 HbH 病患者(α^+/α^0)结婚，生出轻型 α 地中海贫血患者的可能性是(　　)

10. 正常人与轻型 α 地中海贫血患者(α^+/α^+)结婚，生出轻型 α 地贫患者的可能性是(　　)

11. 静止型 α 地中海贫血患者(α^+/α^A)与 HbH 病患者(α^+/α^0)结婚，生出 HbH 病患者的可能性是(　　)

12. 静止型地中海贫血患者(α^+/α^A)与轻型 α 地中海贫血患者(α^+/α^+)结婚，生出轻型 α 地贫患者的可能性是(　　)

A. 重型 β 地中海贫血

B. 中间型 β 地中海贫血　　C. 轻型 β 地中海贫血

D. 静止型地中海贫血　　E. 正常

13. 基因型为 β^0/β^+ 的个体表现为(　　)

14. 基因型为 $\beta^+\beta^+$ 的个体表现为(　　)

15. 基因型为 $\delta\beta^0/\beta^A$ 的个体表现为(　　)

16. 重型地中海贫血患者与正常人结婚其后代表现为(　　)

A. ⅧAHG 因子

B. ⅧVWF 因子

C. Ⅸ因子

D. X 因子

E. Ⅺ因子

17. A 型血友病患者体内遗传性缺乏(　　)

18. B 型血友病患者体内遗传性缺乏(　　)

19. C 型血友病患者体内遗传性缺乏(　　)

20. 血管性假血友病患者体内遗传性缺乏(　　)

A. Xq28

B. Xp21

C. 12q24

D. 19p13

E. 9p13

21. 假肥大型肌营养不良症(DMD)相关的肌营养不良蛋白基因定位于(　　)

22. A 型血友病相关的抗血友病球蛋白基因位于(　　)

23. 家族性高胆固醇血症(FH)相关的低密度脂蛋白受体蛋白(LDLR)基因位于(　　)

24. 苯丙酮尿症(PKU)相关的苯丙氨酸羟化酶(PAH)基因定位于(　　)

25. 半乳糖血症相关的半乳糖－1－磷酸尿苷转移酶(GALT)基因定位于(　　)

三、填空题

1. 血红蛋白病中，由于珠蛋白____________异常引起的是异常血红蛋白病，由于珠蛋白______异常引起的是地中海贫血。

2. 血红蛋白分子是由两条__________和两条__________珠蛋白链组成的四聚体，每条珠蛋白链各结合一个__________。

3. 人类珠蛋白基因在基因簇中的排列顺序与它们在发育过程中的表达顺序相关，胚胎期是____________端的基因先表达，成人期是__________端的基因表达。

4. β 地中海贫血是由于________珠蛋白基因缺陷。导致____________珠蛋白合成受到抑制，结果使____________珠蛋白相对“过剩”所引起。

5. 血友病 A 是由于___________球蛋白基因缺陷所引起，该蛋白基因定位于__________。

6. 假肥大型肌营养不良症(DMD)表现为________遗传方式，它是由于__________蛋白遗传性缺陷所致。

7. 家族性高胆固醇血症(FI－1)患者的__________受体蛋白遗传性缺陷，该病属__________遗传方式，表现为__________。

8. 苯丙酮尿症患者肝细胞的_______________酶(PAH)遗传性缺陷，该病的遗传方式为__________________。

9. 典型的半乳糖血症患者缺乏________________________酶，该病为______________遗传方式。

10. 白化病 I 型患者缺乏__________________，该酶基因定位于____________。

四、名词解释

1. 分子病
2. 遗传性酶病

五、问答题

1. 遗传性酶病的分子机制是什么?
2. 何谓血红蛋白病？它分几大类型?
3. 以镰形细胞贫血症为例，阐述分子病的发病机制。
4. 简述 Hb Bart′s 胎儿水肿综合征的分子机制。
5. 试述重型 β 地中海贫血的分子机制及主要临床症状。
6. 酶基因缺陷如何引起各种代谢紊乱并导致疾病?
7. 苯丙酮尿症有哪些主要的临床特征？简述其分子机制。

第七章　多基因遗传病

一、单项选择题

1. 多基因遗传是由 2 对或 2 对以上等位基因控制的，这些等位基因的性质是(　　)
A. 显性
B. 隐性
C. 隐性和显性
D. 共显性
E. 以上都不是
2. 下列不符合数量性状的变异特点的是(　　)
A. 一个群体是连续的
B. 一对性状存在着一系列中间过渡类型
C. 一对性状间差异明显
D. 分布近似于正态曲线
E. 性状之间没有显性和隐性之分
3. 下列哪个不属于数量性状(　　)
A. 身高
B. 智力
C. 肤色
D. 白化
E. 血压
4. 在一个随机杂交的群体中，多基因遗传的变异范围广泛，大多数个体接近于中间类型，极端变异的个体很少。这些变异的产生是由(　　)
A. 多基因遗传基础和环境因素共同作用的结果
B. 环境因素作用的大小决定的
C. 遗传基础作用的大小决定的
D. 多对基因的分离和自由组合的作用的结果
E. 连锁和互换的结果
5. 决定多基因遗传性状或疾病的基因为(　　)
A. 复等位基因
B. 显性基因
C. 隐性基因
D. 单基因
E. 微效基因

6. 在多基因遗传中，易患性高低受遗传基础和环境因素双重影响，其中遗传基础作用所起的大小称为(　　)

A. 遗传率

B. 发病率

C. 表现度

D. 外显率

E. 易患性

7. 多基因病的遗传率愈高，则表示该种多基因病(　　)

A. 只由环境因素起作用

B. 环境因素起主要作用，而遗传因素作用较小

C. 遗传因素起主要作用，而环境因素作用较小

D. 由单一的遗传因素起作用

E. 遗传因素和环境因素作用相同

8. 一种多基因病的群体易患性平均值(　　)

A. 群体易患性平均值愈高，群体发病率也愈高

B. 群体易患性平均值愈高，群体发病率愈低

C. 群体易患性平均值愈低，群体发病率愈高

D. 群体易患性平均值愈低，群体发病率迅速降低

E. 群体易患性平均值愈低，群体发病率迅速增高

9. 对于多基因遗传病，下列哪个因素与后代复发风险的估计无关(　　)

A. 病情严重程度

B. 孕妇的年龄

C. 家庭患患者数

D. 群体发病率

E. 遗传率

10. 关于多基因遗传的特点，下列哪种说法不正确(　　)

A. 在一个随机杂交的群体中，变异范围广泛

B. 两个中间类型的个体杂交后，子二代大部分亦为中间类型，但也有极端的个体

C. 两个极端个体杂交后子一代都是中间类型

D. 环境因素和遗传基础共同作用的结果

E. 随机杂交的群体中，不会产生极端个体

11. 多基因遗传病中，患者一级亲属发病率近似于群体发病率的平方根时，群体发病率和遗传率多为(　　)

A. 0.1% ~1%；70% ~80%

B. 0.1% ~1%；40% ~50%

C. 1% ~10%；70% ~80%

D. 1% ~10%；40% ~50%

E. 10%；50%

12. 下列患者中哪种的后代发病风险高(　　)

A. 单侧唇裂
B. 单侧腭裂
C. 双侧唇裂
D. 单侧唇裂 + 腭裂
E. 双侧唇裂 + 腭裂

13. 下列哪种疾病不属于多基因病(　　)
A. 精神分裂症
B. 原发性高血压
C. 苯丙酮尿症
D. 哮喘
E. 先天性幽门狭窄

14. 精神分裂症是多基因遗传病，群体发病率是0.0016，遗传率是80% ，计算患者一级亲属的复发风险是(　　)
A. 0.04
B. 0.016
C. 0.004
D. 0.01
E. 0.001

15. 多基因遗传病中，近亲婚配时，子女发病风险(　　)
A. 降低
B. 不变
C. 增高
D. 增高但不如单基因病那样显著
E. 降低但不如单基因病那样显著

16. 当一种多基因病的群体发病率有性别差异时，群体发病率高的性别的易患性阈值比群体发病率低的性别的易患性阈值(　　)
A. 高 2 ~ 3 倍
B. 低
C. 无差异
D. 高
E. 低 2 ~ 3 倍

17. 先天性幽门狭窄是一种多基因遗传病，群体中男性发病率是女性发病率的5倍，下列哪种情况的子女复发风险最高(　　)
A. 女患者的女儿
B. 男患者的女儿
C. 女患者的儿子
D. 男患者的儿子
E. 女患者的儿子及女儿

18. 多基因遗传病中，如果患者的病情严重，那么该家庭的复发风险(　　)

A. 低

B. 无变化

C. 增高

D. 与群体发病率同

E. 是群体发病率的平方根

19. 一种多基因病的复发风险(　　)

A. 与该病的遗传率大小有关，而与一般群体的发病率大小无关

B. 与该病的一般群体的发病率大小有关，而与遗传率大小无关

C. 与该病的遗传率大小和一般群体的发病率大小都有关

D. 与亲缘关系的远近无关

E. 与该病的遗传率大小和一般群体的发病率大小都无关

20. Edward 公式的适用条件是(　　)

A. 群体发病率为 0.1% ~1% ，遗传率为 70% ~80%

B. 群体发病率为 10% ~50% ，遗传率为 70% ~80%

C. 群体发病率为 0.001% ，遗传率为 70% ~80%

D. 群体发病率为 0.1% ~1% ，遗传率为 30% ~50%

E. 群体发病率为 1% ~10%，遗传率为 70% ~80%

21. 多基因遗传病中，一定的环境条件下，能代表患病所必需的最低的易患基因的数量是(　　)

A. 易感性

B. 易患性

C. 阈值

D. 发病率

E. 遗传率

22. 以下哪项不是精神分裂症临床特征(　　)

A. 情感淡漠

B. 言行怪异

C. 意识或智力障碍

D. 联想散漫

E. 情绪和行为互不协调

23. 甲夫妇生育了一个唇裂患儿，乙夫妇生育了一个唇裂并发腭裂的患儿，他们各自再生育患儿的风险是(　　)

A. 甲 > 乙

B. 乙 > 甲

C. 均为 1/4

D. 均为 1/2

E. 无法比较确定

24. 关于糖尿病(DM)，哪种说法最为正确(　　)

A. 都是 mtDNA 中 tRNA 基因 3243bpA－G 的突变所导致的疾病

B. 在临床中 1 型 DM 和 2 型 DM 是完全相同的疾病

C. 都是多基因遗传病

D. 都是单基因遗传病

E. 都是具有很强遗传异质性的复杂性疾病

25. 精神分裂症的复发风险与下列哪些因素无关(　　)

A. 近亲结婚

B. 病情严重程度

C. 家庭成员数

D. 该病一般群体的发病率大小

E. 家庭中的患者人数

26. 精神分裂症的发病因素中不包括(　　)

A. 社会环境

B. 妊娠期间病毒感染

C. 出生时并发窒息

D. IgE 高亲和力受体基因的多态性

E. 多巴胺受体基因的多态性

27. 研究表明与哮喘相关基因多集中在哪号染色体上(　　)

A. 5q

B. 5p

C. 15q

D. 11p

E. 22q

28. 哮喘是一种多基因病，群体发病率约 1%，遗传率约 80%。一个婴儿的父亲患哮喘，则这个婴儿将来患哮喘病的风险为(　　)

A. 1%

B. 2%

C. 1/4

D. 1/10

E. 1/20

29. 在一个被调查的人群中，糖尿病(早发型)的发病率是 0.25%，遗传度为 75% 患者一级亲属的发病率是(　　)

A. 4%

B. 5%

C. 6%

D. 7%

E. 3%

30. 关于多基因假说，下列叙述错误的是(　　)

A. 数量性状受两对或两对以上基因决定

B. 数量性状受微效基因控制

C. 每对等位基因间是共显性关系
D. 环境因素起主导作用
E. 微效基因与同源染色体的行为一致
31. 下列不属于多基因遗传特点的是(　　)
A. 群体中极端类型少，中间类型多
B. 在大群体中，个体变异呈现正态分布
C. 中间类型个体杂交，后代也都是中间类型
D. 微效基因和环境因素共同作用形成个体的表型
E. 决定某一数量性状的微效基因对数愈多，群体中中间类型愈多
32. 下列叙述不正确的是(　　)
A. 对某种多基因病，不同个体的易患性，符合数量性状的遗传特点
B. 一个个体的易患性等于或大于阈值，这个个体就发病
C. 根据阈值可以测出个体发病所需的最低易患性基因数量
D. 阈值与易患性平均值距离的远近，可以反映出不同群体发病率的高低
E. 群体发病率为0.13%时的易患性平均值低于群体发病率为2.3%时的易患性平均值
33. 环境因素在发病上起主要作用的疾病是(　　)
A. 先天性幽门狭窄
B. 哮喘
C. 消化性溃疡
D. 白化病
E. 先天性巨结肠
34. 下列叙述中，不属于多基因病特点的是(　　)
A. 二级亲属发病率低于一级亲属发病率
B. 患者所在家族发病率高于群体发病率
C. 近亲婚配时，子女中一定有患者
D. 病情严重患者其后代发病率高
E. 发病因素中有环境因素的作用
35. 下列叙述不正确的是(　　)
A. 病情越严重，则患者的易患性基因越多
B. 家庭中多基因患者越多，则再发风险越高
C. 先天性幽门狭窄，女患者的阈值高于男性的阈值
D. 随着亲属级别的降低，患者亲属发病率明显升高
E. 多基因病由遗传因素和环境因素共同决定

二、多项选择题

1. 数量性状变异的特点是(　　　　)
A. 变异是连续的
B. 分布近似于正态分布曲线
C. 群体中可明显地分成2～3群

D. 性状间有显性和隐性之分

E. 性状间没有显性和隐性之分

2. 有关多基因遗传，下列哪些说法是正确的(　　　　)

A. 由两对以上基因控制

B. 每对基因的作用是微小的

C. 基因间是共显性

D. 基因间的作用可相互抵消

E. 受环境因素的影响率

3. 下列为多基因遗传病的是(　　　　)

A. 唐氏综合征

B. 苯丙酮尿症

C. 精神分裂症

D. 糖尿病

E. 先天聋哑

4. 对多基因遗传病患者后代发病风险的估计中，与下列哪些因素有关(　　　　)

A. 群体发病率

B. 孕妇年龄

C. 家庭中的患患者数

D. 病情的严重程度

E. 遗传率

5. 关于多基因遗传的特点，下列哪种说法正确(　　　　)

A. 两个极端个体杂交后，子一代都是中间类型

B. 两个中间类型的个体杂交后子二代大部分亦为中间类型

C. 在一个随机杂交的群体中变异范围广

D. 是环境因素和遗传基础共同作用的结果

6. 目前研究发现，精神分裂症发病的因素包括(　　　　)

A. 肿瘤

B. 线粒体异常

C. 环境因素，如出生时并发窒息或子痫等

D. 社会环境

E. 遗传因素，遗传度约 70% ~80%

三、填空题

1. 单基因遗传的遗传性状由______对等位基因所控制，相对性状之间的差异明显，即变异是不连续的，称其为____________。多基因遗传性状与单基因遗传性状不同，其遗传基础是对等位基因且其变异在一个群体是连续的，称其为______________。

2. 数量性状的遗传基础是两对以上的等位基因，这些基因的遗传方式按____________遗传方式进行，彼此之间呈____________，每对基因对多基因性状形成的效应是微小的，但多对基因具有__________效应形成一个明显的表型性状。

3. 在多基因遗传中，两个极端变异的个体杂交后，子一代都是____________。由于不同环境因素对发育的影响，子一代也有一定的变异范围。

4. 应用 Edward 公式估计多基因遗传病再发风险，要求群体发病率为____________，遗传度为______________。

5. 群体易患性平均值与阈值相距较远，则群体发病率_______________。

6. 如果某遗传病的遗传率为 70～80%，则表明______________在决定易患性上起主要作用，而______________的作用较小。

7. 在多基因遗传病中，发病率如有性别差异，则发病率高的性别阈值____________。

8. 某种多基因遗传病男性发病率高于女性发病率，女性患者生育的后代发病风险________。

9. 精神分裂症遗传度为 80%，若群体发病率是 1%，一男性患者与一正常女性婚配，他们子女的发病风险是__________。

10. 某种多基因遗传病的阈值与平均值相距越近，其群体易患性的平均值越________，阈值越________，而群体发病率也越__________。

四、名词解释

1. 质量性状
2. 数量性状
3. 易患性
4. 阈值
5. 遗传率
6. 微效基因
7. 多基因病

五、问答题

1. 多基因遗传的特点有哪些？

2. 在估计多基因病复发风险时，为什么一个家庭中已有的患者人数越多，则复发风险越高？

3. 多基因遗传病中，为什么患者的病情越重，其家庭的复发风险越高？

4. 对比多基因病和单基因病在传递规律上的不同，为什么会有这样的差异？

5. 已知某多基因病在男性的发病率为 0.2%，在女性的发病率为 1%，试问哪种性别的患者婚后所生子女发病风险高，为什么？

第八章　染色体畸变与染色体病

一、单项选择题

1. 染色体数目异常形成的可能原因是(　　)
A. 染色体断裂和倒位
B. 染色体断裂和丢失
C. 染色体复制和着丝粒不分离
D. 染色体不分离和丢失
E. 染色体断裂和易位
2. 人类三倍体是怎么形成的(　　)
A. 体细胞中增加一条染色体
B. 体细胞中减少一条染色体
C. 体细胞中增加一个染色体组
D. 体细胞中减少一个染色体组
E. 体细胞中增加几条染色体
3. 染色体非整倍体描述下面哪项不正确(　　)
A. 减数分裂过程中染色体发生不分离或染色体丢失所形成
B. 三体型是最常见的类型
C. 单体型仅见于常染色体异常
D. 三体型既可见于常染色体也可见于性染色体异常
E. 非整倍体改变包括嵌合体
4. 人类三倍体核型的染色体数目是下列哪一种(　　)
A. 23
B. 46
C. 48
D. 69
E. 92
5. 如果在某体细胞中染色体的数目在二倍体的基础上增加一条可形成(　　)
A. 单体型
B. 部分三体型
C. 单倍体
D. 三体型
E. 三倍体
6. 如果染色体的数目在二倍体的基础上减少一条可形成(　　)

A. 单倍体
D. 三倍体
C. 单体型
D. 三体型
E. 部分三体型

7. 一个个体中含有不同染色体数目的三个细胞系，这种情况称为(　　)
A. 多倍体
B. 非整倍体
C. 嵌合体
D. 三倍型
E. 三体型

8. 亚二倍体是(　　)
A. 细胞内染色体数目比二倍体增加一条或数条
B. 细胞内染色体数目比二倍体减少一条或数条
C. 染色体数目在二倍体的基础上整组地减少
D. 染色体数目在二倍体的基础上整组地增加
E. 染色体数没有变化

9. 一妇女发生习惯性流产，做细胞遗传学检查后发现，其 9 号染色体短臂 2 区 1 带和长臂 3 区 1 带之间的片段发生倒位，该妇女的核型为(　　)
A. 46，XX，del(9)(p21q31)
B. 46，XX，t(9)(p21q31)
C. 46，XX，inv(9)(p21q31)
D. 46，XX，dup(9)(p21q31)
E. 46，XX，del(9)(p31q21)

10. Ph 染色体是下列哪种疾病的特异性标记染色体(　　)
A. 慢性粒细胞白血病
B. 急性粒细胞白血病
C. 再生障碍性贫血
D. 骨髓纤维化症
E. 地中海贫血

11. 受精卵第二次分裂时，如果其中一个细胞发生染色体不分离，将发育形成(　　)
A. 二倍体
B. 三体型
C. 嵌合体
D. 三倍体
E. 单体型

12. 对人类属于超二倍体的是(　　)
A. 23 条
B. 24 条

C. 45 条
D. 46 条
E. 47 条
13. 先天愚型是由于卵子发生过程中(　　)
A. 21 号染色体易位
B. 21 号染色体不分离
C. 21 号染色体缺失
D. 21 号染色体倒位
E. 21 号染色体丢失
14. 46，XY，t(2；5)(q21；q31)表示(　　)
A. 一女性体内发生了染色体的插入
B. 一男性体内发生了染色体的易位
C. 一女性体内带有易位染色体
D. 一男性带有等臂染色体
E. 一男性体内发生了染色体的倒位
15. 先天性卵巢发育不全症的患者核型属于(　　)
A. 染色体结构异常
B. 染色体数目增加
C. 染色体丢失
D. 三体型
E. 基因突变
16. 猫叫综合征得发病机制是(　　)
A. 染色体缺失
B. 染色体数目减少
C. 基因突变
D. 染色体易位
E. 染色体数目增加
17. 先天愚型的核型是(　　)
A. 45，X
B. 47，XX/XY，+18
C. 47，XX/XY，+21
D. 47，XXY
E. 47，XYY
18. 先天性睾丸发育不全症的核型是(　　)
A. 47，XYY
B. 47，XXY
C. 47，XX/XY，+21
D. 47，XX/XY，+18
E. 45，X

19. 先天性卵巢发育不全症的核型是(　　)
A. 45，X
B. 47，XXY
C. 47，XX/XY，+21
D. 47，XX/XY，+18
E. 47，XYY
20. 18－三体综合征患者的核型是(　　)
A. 45，X
B. 47，XXY
C. 47，XX/XY，+21
D. 47，XX/XY，+18
E. 47，XYY
21. 由两种或两种以上染色体数目不同的细胞群组成的个体称为(　　)
A. 二倍体
B. 三倍体
C. 整倍体
D. 嵌合体
E. 单倍体
22. 近端着丝粒染色体之间通过着丝粒融合而形成的易位称为(　　)
A. 单向易位
B. 串联易位
C. 罗伯逊易位
D. 复杂易位
E. 不平衡易位
23. 嵌合体形成的原因可能是(　　)
A. 卵裂过程中发生了联会的同染色体不分离
B. 生殖细胞形成过程中发生了染色体的丢失
C. 生殖细胞形成过程中发生了染色体的不分离
D. 卵裂过程中发生了染色体不分离及染色体丢失
E. 卵裂过程中发生了同源染色体的错误配对
24. 染色体结构畸变的基础是(　　)
A. 姐妹染色单体交换
B. 染色体核内复制
C. 染色体断裂及断裂之后的异常重排
D. 染色体不分离
E. 染色体丢失
25. 染色体带的正确表示方法是(　　)
A. 顺序是：①区的序号；②臂的符号；③染色体号；④带的序号
B. 顺序是：①臂的符号；②染色体号；③区的序号；④带的序号

C. 顺序是：①染色体号；②臂的符号；③区的序号；④带的序号

D. 顺序是：①带的序号；②臂的符号；③区的序号；④染色体号

E. 顺序是：①带的序号；②区的序号；③臂的符号；④染色体号

26. 一个有染色体结构畸变的核型，用简式表示时，需要描述的内容的顺序正确的是（　　）

A. ①性染色体组成；②染色体总数；③畸变的类型符号；④受累染色体的号序；⑤断裂点的区带号

B. ①畸变的类型符号；②性染色体组成；③染色体总数；④受累染色体的号序；⑤断裂点的区带号

C. ①染色体总数；②性染色体组成；③畸变的类型符号；④受累染色体的号序；⑤断裂点的区带号

D. ①受累染色体的号序；②性染色体组成；③畸变的类型符号；④染色体总数；⑤断裂点的区带号

E. ①断裂点的区带号；②性染色体组成；③畸变的类型符号；④染色体总数；⑤受累染色体的号序

27. 某一染色体发生两处断裂，中间的片段旋转 180 度后重接，产生（　　）

A. 缺失

B. 倒位

C. 相互易位

D. 插入

E. 重复

28. 倒位染色体携带者在临床上可能表现出（　　）

A. 造成习惯性流产

B. 胎儿满月脸、猫叫样哭声

C. 胎儿表型男性、乳房发育、小阴茎、隐睾

D. 患儿身材高大、性格暴躁、常有攻击性行为

E. 两性畸形

29. 一染色体断裂后，断片未能与断端重接，结果造成（　　）

A. 缺失

B. 倒位

C. 易位

D. 插入

E. 重复

30. 若某一个体核型为 46，XX/47，XX，+21 则表明该个体为（　　）

A. 性染色体结构异常

B. 性染色体数目异常的嵌合体

C. 常染色体结构异常

D. 常染色体数目异常的嵌合体

E. 以上都不是

31. 最常见的染色体畸变综合征是(　　)
A. Klinefelter 综合征
B. Down 综合征
C. Turner 综合征
D. 猫叫综合征
E. Edward 综合征
32. 猫叫综合征患者的典型核型为(　　)
A. 46，XY，r(5)(p14)
B. 46，XY，t(5；8)(p14；p15)，
C. 46，XY，del(5)(p15)
D. 46，XY，ins(5)(p14)
E. 46，XY，dup(5)(p14)
33. 核型为 45，X 者可诊断为(　　)
A. Klinefelter 综合征
B. Down 综合征
C. Turner 综合征
D. 猫叫综合征
E. Edward 综合征
34. Klinefelter 综合征患者的典型核型是(　　)
A. 45，X
B. 47，XXY
C. 47，XYY
D. 47，XY(XX)，+21
E. 47，XY(XX)，+14
35. 雄激素不敏感综合征的发生是由于(　　)
A. 常染色体数目畸变
B. 性染色体数目畸变
C. 染色体微小断裂
D. 常染色体上的基因突变
E. 性染色体上的基因突变
36. Down 综合征为(　　)染色体数目畸变。
A. 单倍体
B. 三体型
C. 单体型
D. 三倍体
E. 多倍体
37. 夫妇中的一方为一非同源染色体间的相互易位携带者，与正常的配子相结合，则可形成多少种类型的合子(　　)
A. 8

B. 12
C. 16
D. 18
E. 20
38. Edward 综合征的核型为(　　)
A. 45, X
B. 47, XXY
C. 47, XY(XX), +13
D. 47, XY(XX), +18
E. 47, XY(XX), +21
39. 具有“摇椅样足”表型的染色体病是(　　)
A. 猫叫综合征
B. Edward 综合征
C. Down 综合征
D. Klinefelter 综合征
E. WAGR 综合征
40. 因患儿具特有的猫叫样哭声，故又称为猫叫综合征的是(　　)
A. Klinefelter 综合征
B. Patau 综合征
C. Edward 综合征
D. $5p^-$综合征
E. Down 综合征
41. 核型为46, XY, -21, +t(13q21q)者可诊断为(　　)
A. Klinefelter 综合征
B. Patau 综合征
C. Edward 综合征
D. WAGR 综合征
E. Down 综合征
42. Klinefelter 综合征的典型核型是(　　)
A. 48, XXXX
B. 47, XXY
C. 48, XXXY
D. 47, XYY
E. 45, X
43. 以身材高、睾丸小、第二性征发育差、不育为特征的是(　　)
A. Edward 综合征
B. Down 综合征
C. 猫叫综合征
D. Turner 综合征

E. Klinefelter 综合征
44. 核型为47，XXY 的男性个体的间期核中有(　　)染色质。
A. 1 个 X
B. 1 个 X 和 1 个 Y
C. 1 个 Y
D. 2 个 X
E. 0 个 X
45. 大部分 Down 综合征都属于(　　)
A. 易位型
B. 游离型
C. 微小缺失型
D. 嵌合型
E. 倒位型
46. 下列哪种遗传病可通过染色体检查而确诊(　　)
A. 苯丙酮尿症
B. 白化病
C. 血友病
D. Klinefelter 综合征
E. Huntington 舞蹈病
47. 体细胞间期核内 X 小体数目增多，可能为(　　)
A. Smith - LemLi - Opitz 综合征
B. Down 综合征
C. Turner 综合征
D. 超雌综合征
E. Edward 综合征
48. 超氧化物歧化酶(SOD - 1)基因定位于(　　)
A. 1 号染色体
B. 18 号染色体
C. 21 号染色体
D. X 染色体
E. Y 染色体
49. D 组或 C 组染色体与 21 号染色体通过着丝粒融合而形成的易位称为(　　)
A. 单方易位
B. 复杂易位
C. 串联易位
D. 罗伯逊易位
E. 不平衡易位
50. 经检查，某患者的核型为46，XY，del(6)(pll)，说明其为(　　)患者。
A. 染色体倒位

B. 染色体丢失
C. 环状染色体
D. 染色体部分丢失
E. 嵌合体
51. 若患者体内既含男性性腺，又含女性性腺，则为(　　)
A. 男性
B. 真两性畸形
C. 女性
D. 假两性畸形
E. 性腺发育不全
52. 某患者的 X 染色体在 Xq27.3 处呈细丝样连接，其为(　　)患者。
A. 重组染色体
B. 衍生染色体
C. 脆性 X 染色体
D. 染色体缺失
E. 染色体易位
53. 14/21 罗伯逊易位的女性携带者与正常人婚配，其生下 Down 综合征患儿的风险是(　　)
A. 1
B. 1/2
C. 1/3
D. 1/4
E. 3/4
54. 倒位染色体携带者的倒位染色体在减数分裂中与同源染色体配对形成(　　)
A. 环状染色体
B. 倒位环
C. 染色体不分离
D. 染色体丢失
E. 等臂染色体

二、多项选择题

1. 染色体结构畸变的类型有(　　)
A. 交换
B. 缺失
C. 倒位
D. 插入
E. 易位
2. 下列人类细胞中哪些具有 23 条染色体(　　)
A. 卵原细胞

B. 精原细胞
C. 次级精母细胞
D. 次级卵母细胞
E. 卵细胞
3. 染色体发生整倍性数目改变的原因包括(　　　　)
A. 双雄受精
B. 染色体重排
C. 核内复制
D. 双雌受精
E. 染色体重复
4. 染色体病的临床特点是(　　　　)
A. 先天性多发畸形
B. 智力障碍
C. 生长迟缓
D. 特殊肤纹
E. 性发育落后
5. 染色体病在遗传上一般的特点是(　　　　)
A. 散发性
B. 双亲染色体正常
C. 双亲之一为纯合子
D. 双亲之一可能为平衡的染色体结构重排携带者
E. 呈隐性遗传
6. 下列有必要做染色体检查的是(　　　　)
A. 习惯性流产者
B. 血友病患者
C. 不孕者
D. 智力低下者
E. 感冒患者
7. 下述哪些染色体病具有严重智力低下的症状(　　　　)
A. Down 综合征
B. Turner 综合征
C. 脆性 X 综合征
D. Klinefelter 综合征
E. 苯丙酮尿症
8. 染色体畸变发生的原因包括(　　　　)
A. 物理因素
B. 化学因素
C. 生物因素
D. 母亲年龄

E. 遗传因素

9. 染色体发生非整倍性数目改变的原因包括(   )

A. 姐妹染色单体不分离

B. 染色体丢失

C. 同源染色体不分离

D. 染色体插入

E. 染色体重排

10. 三倍体产生的机制有(   )

A. 双雄受精，即两个精子同时进入一个卵子中

B. 核内有丝分裂

C. 双雌受精，卵子发生时，由于某种原因没有形成极体，形成二倍体的卵子，受精后发育所致

D. 合子卵裂过程中，细胞核复制，而细胞不分裂

E. 两个受精卵融合

11. 46，XX，del(1)(pter→q21：：q31→qter)表示(   )

A. 缺失

B. 重复

C. 易位

D. 1 号染色体在长臂的 2 区 1 带与 3 区 1 带发生两次断裂，两断裂点间的片段丢失

E. 1 号染色体在短臂的 2 区 1 带与 3 区 1 带发生两次断裂，两断裂点间的片段丢失

12. 染色体重复发生的原因可为(   )

A. 染色体片段插入

B. 染色单体之间发生不等交换

C. 同源染色体发生不等交换

D. 双雄受精

E. 核内复制

13. 21 号染色体上与智力发育迟缓相关的基因有(   )

A. ADNP 基因

B. COL6AI/2 基因

C. DSCRl 基因

D. KCNE－2 基因

E. DSCAM 基因

14. Down 综合征遗传学类型有(   )

A. 游离型

B. 倒位型

C. 嵌合型

D. 易位型

E. 缺失型

15. 以下属于常染色体断裂综合征的疾病是(   )

A. Fanconi 贫血
B. 地中海贫血
C. Bloom 综合征
D. 着色性干皮病
E. Patau 综合征
16. 以下属于微小缺失综合征的疾病是( )
A. 视网膜母细胞瘤
B. "快乐木偶"综合征
C. Bloom 综合征
D. 着色性干皮病
E. 哮喘
17. 产前通过检查( )可筛查 Down 综合征胎儿。
A. 甲胎蛋白
B. 雌三醇
C. 过氧化氢酶
D. 酪氨酸酶
E. 绒毛膜促性腺激素
18. 在下列染色体畸变中，在染色体长臂或短臂中发生断裂的有( )
A. 缺失
B. 等臂染色体
C. 倒位
D. 罗伯逊易位
E. 重复
19. 罗伯逊易位是指发生在下列哪组染色体之间的易位( )
A. D/D
B. D/G
C. D/E
D. G/F
E. G/G
20. 关于脆性 X 综合征的叙述错误的是( )
A. 该基因突变属于动态突变，前突变也会发病
B. 主要表现为智力低下的染色体病
C. 男性患者的脆性 X 染色体来自携带者母亲
D. 男性发病率低于女性
E. 脆性 X 综合征基因 5′端非翻译区有遗传不稳定 CGG 三核苷酸重复序列的扩增，且有相邻区域的 CpG 岛异常甲基化
21. 先天愚型患者的核型可为( )
A. 47，XX(XY)，+21
B. 46，XX(XY)，-14，+t(14；21)(p11；q11)

C. 45, XX(XY), -14, -21, +t(14q21q)
D. 46, XX(XY)/47, XX(XY), +21
E. 46, XX(XY), -21, +i(21q)

22. 某妇女反复流产，而夫妇双方表型均正常，且染色体均为46条，则二人中可能有(   )
A. 染色体缺失
B. 易位携带者
C. 染色体倒位携带者
D. 染色体部分缺失
E. 脆性X染色体

23. 属于性染色体疾病的是(   )
A. Turner 综合征
B. Down 综合征
C. Klinefelter 综合征
D. 超雌综合征
E. Edward 综合征

三、填空题

1. 染色体畸变包括________和________两大类。
2. 多倍体的产生机制包括________、________和________。
3. 染色体非整倍性改变有________、________。
4. 核内复制和核内有丝分裂可形成________。
5. 一个体内具有两种或两种以上核型的细胞系，该个体称为________。
6. 含倒位和相互易位染色体没有遗传物质丢失，无表型改变，称________。
7. 倒位染色体携带者在配子发生减数分裂时，倒位染色体配对后形成一特殊结构称________。
8. 在卵裂过程中发生________或________，可造成嵌合体。
9. 染色体倒位可以分为________和________。
10. 两性畸形根据体内是否含有________，可以分为________和________。

四、名词解释

1. 染色体畸变
2. 染色体组
3. 染色体数目畸变
4. 整倍体
5. 非整倍体
6. 亚二倍体
7. 超二倍体

8. 三体型
9. 嵌合体
10. 染色体结构畸变
11. 缺失
12. 倒位
13. 相互易位
14. 罗伯逊易位
15. 等臂染色体
16. 染色体病
17. 两性畸形

五、问答题

1. 染色体畸变的概念、分类和形成机制是什么?

2. 一外表正常的妇女,经染色体检查发现所有被检查的核型中都具有一条臂间倒位的2号染色体。其断裂点分别为2p21和2q31,其他染色体都正常。①写出该妇女的异常核型;②该妇女与正常男性婚配会怎样?

3. 21－三体综合征的核型有哪些?21－三体综合征有哪些主要的临床表现?

4. 简述先天性睾丸发育不全综合征的核型及主要临床表现。

5. 简述先天性卵巢发育不全综合征的核型及主要临床表现。

第九章　线粒体遗传病

一、单项选择题

1. 关于 mtDNA 的结构特征，下列哪项正确(　　)
A. 双链闭合环状分子
B. 双链线性分子
C. 含有编码 rRNA 和 tRNA 的基因
D. 含有编码 mRNA 和 tRNA 的基因
E. 突变率低于核 DNA
2. 下列哪项不是 mtDNA 的遗传学特征(　　)
A. 半自主性
B. 母系遗传
C. 阈值效应
D. 突变率高于核 DNA
E. 符合孟德尔遗传规律
3. 线粒体遗传病是指(　　)
A. 线粒体结构异常所致的疾病
B. mtDNA 突变所致的疾病
C. 线粒体功能异常所致的疾病
D. 线粒体数量异常所致的疾病
E. mtDNA 数量变化所致的疾病
4. 点突变若发生于 mtDNA rRNA 基因上，可导致(　　)
A. 呼吸链中多种酶缺陷
B. 电子传递链中某种酶缺陷
C. 线粒体蛋白输入缺陷
D. 底物转运蛋白缺陷
E. 导肽受体缺陷
5. 常见的 mtDNA 的大片段重组是(　　)
A. 插入
B. 重复
C. 易位
D. 缺失
E. 倒位
6. mtDNA 大片段的缺失往往涉及(　　)

A. 多个 ATPase8 基因
B. 多个 ND 基因
C. 多个 tRNA 基因
D. 多个 rRNA 基因
E. 多个多种基因
7. Leber 遗传性视神经病患者最常见的 mtDNA 突变类型是(　　)
A. 14459G→A
B. 3460G→A
C. 14484T→C
D. 11778G→A
E. 15257G→A
8. 与增龄有关的 mtDNA 突变类型主要是(　　)
A. 点突变
B. 缺失
C. 重复
D. nDNA 突变
E. 基因组间交流缺陷
9. 线粒体脑肌病的特征是(　　)
A. 肌纤维中呼吸链酶活性正常
B. 肌纤维中呼吸链酶活性缺陷
C. 中枢神经系统呼吸链酶活性缺陷
D. 呼吸链酶活性正常的神经细胞与酶活性缺失的神经细胞混合
E. 呼吸链酶活性正常的肌纤维与酶活性缺失的肌纤维混合

二、多项选择题

1. mtDNA 突变类型包括(　　　)
A. 缺失
B. 点突变
C. mtDNA 数量减少
D. 插入
E. 重复
2. 与线粒体功能障碍有关的疾病是(　　　)
A. 肿瘤
B. 帕金森病
C. 2 型糖尿病
D. 白化病
E. 苯丙酮尿症
3. Leber 遗传性视神经病的特点是(　　　)
A. 线粒体 DNA 的数量减少

B. 家系中 mtDNA 可有多个点突变
C. mtDNA 突变均为点突变
D. 以中枢神经系统和骨骼肌病变为特征
E. 细胞中突变 mtDNA 超过 96%
4. 线粒体疾病随年龄渐进性加重是因为(　　)
A. 突变 mtDNA 积累
B. 细胞增殖能力减退
C. 对能量的需求增加
D. 异质性漂变
E. mtDNA 的修复能力减退
5. 线粒体异常导致糖尿病的机制可能是(　　)
A. mtDNA $tRNA^{Lys}$ 基因点突变
B. $tRNA^{Leu(UUR)}$ 基因点突变糖原异生降低
C. mtDNA 缺失
D. B 细胞增殖失控
E. B 细胞不能感受血糖值
6. 下面哪些疾病属于线粒体脑病(　　)
A. MERRF
B. NARP
C. Leigh 综合征
D. Leber 遗传性视神经病
E. 帕金森病
7. 与衰老有关的线粒体异常包括(　　)
A. 缺失型 mtDNA 积累
B. CoⅢ基因整合于 nDNA 的 c－myc 基因内
C. 氧自由基积累
D. rRNA 和 mRNA 合成的比例失常
E. 组织中 8－OH－dG 含量增多

三、名词解释

1. 线粒体病
2. 母系遗传
3. 线粒体脑肌病

四、问答题

1. 简述线粒体遗传的特点。
2. mtDNA 突变的主要类型及其遗传学后果是什么？
3. 线粒体疾病可分为哪些类型？

第十章　肿瘤与遗传

一、单项选择题

1. 组织学判断恶性肿瘤最主要的形态学根据是(　　)
A. 肿瘤组织内有无出血坏死
B. 核分裂象的多少
C. 肿瘤组织的分化程度
D. 大体形状及大小
E. 肿瘤的生长方式
2. 有关肿瘤的描述中，正确的是(　　)
A. 瘤即增生过度
B. 肿瘤是细胞在基因水平上增殖失控的结果
C. 肿瘤都具有家族聚集性
D. 肿瘤都表现为肿块
E. 肿瘤都由癌前病变转变而来
3. 关于肿瘤异型性的描述正确的是(　　)
A. 肿瘤实质与间质的差异
B. 肿瘤实质与其来源组织在形态学上的差异
C. 肿瘤实质的多样性
D. 肿瘤间质的多样性
E. 肿瘤肉眼形态的差异
4. 在恶性肿瘤细胞内常见到结构异常的染色体，如果一种异常的染色体较多地出现在某种恶性肿瘤的细胞内，就称为(　　)
A. 染色体变异
B. 染色体畸变
C. 异常染色体
D. 标记染色体
E. 染色体脆性
5. Knudson 提出的“二次突变假说”中，非遗传性肿瘤的第一次突变发生在(　　)
A. 卵细胞
B. 精子
C. 生殖母细胞
D. 体细胞
E. 受精卵

6. 关于遗传性肿瘤，下列哪一项是错误的(　　)
A. 有明显的遗传基础
B. 为染色体不稳定综合征
C. 常为双侧性或单发性
D. 来源于神经或胚胎组织
E. 平均发病年龄比散发性的早
7. 癌家族是指一个家系中(　　)
A. 恶性肿瘤发病率高
B. 特别是腺瘤发病率很高
C. 发病年龄早
D. 肿瘤按 AD 方式遗传
E. 以上都是
8. 视网膜母细胞瘤是(　　)
A. 先天性
B. 遗传性恶性肿瘤
C. 连续传递
D. 良性肿瘤
E. 生后即发病
9. RB 基因是(　　)
A. 癌基因
B. 抑癌基因
C. 细胞癌基因
D. 肿瘤转移抑制基因
E. 肿瘤转移基因
10. MYC 基因产物是一种(　　)
A. 表皮生长因子
B. 生长因子
C. DNA 结合蛋白
D. 酪氨酸激酶
E. 神经递质
11. SIS 基因产物是一种(　　)
A. 表皮生长因子
B. 生长因子
C. DNA 结合蛋白
D. 酪氨酸激酶
E. 神经递质
12. SRC 基因产物是一种(　　)
A. 表皮生长因子
B. 生长因子

C. DNA 结合蛋白

D. 酪氨酸激酶

E. 神经递质

13. 在某种肿瘤中，如果某种肿瘤细胞系生长占优势或细胞百分数占多数，此细胞系就称为该肿瘤的(　　)

A. 干系

B. 旁系

C. 众数

D. 标志细胞系

E. 非标志细胞系

14. 慢性粒细胞性白血病的特异性标志染色体是(　　)

A. Ph 小体

B. 11p 缺失

C. 11q 缺失

D. 13q 缺失

E. 8、14 易位

15. Wilms 瘤的特异性标志染色体是(　　)

A. Ph 小体

B. 11q 缺失

C. 8、14 易位

D. 11p 缺失

E. 13q 缺失

16. Burkitt 淋巴瘤的特异性标志染色体是(　　)

A. Ph 小体

B. 11p 缺失

C. 8、14 易位

D. 13q 缺失

E. 11q 缺失

17. 视网膜母细胞瘤的特殊性标记染色体为(　　)

A. 11 号染色体的短臂部分丢失

B. 13 号染色体的长臂缺失

C. 15 号染色体长臂缺失

D. 17 号染色体的短臂杂合性丢失

E. 18 号染色体的长臂缺失

18. 视网膜母细胞瘤(RB)的致病基因为(　　)

A. ras

B. Rb

C. p21

D. MTS1

E. nm23

19. 下列哪个基因为抗癌基因(　　)

A. ras

B. src

C. myc

D. P53

E. nm23

20. 下列哪个基因为肿瘤转移抑制基因(　　)

A. ras

B. Rb

C. p21

D. MTSl

E. nm23

21. 存在于正常细胞中，在适当环境下被激活可引起细胞恶性转化的基因是(　　)

A. 抑癌基因

B. 病毒癌基因

C. 细胞癌基因

D. 肿瘤转移抑制基因

E. 抗癌基因

22. 下列不属于癌基因激活途径的是(　　)

A. 染色体易位

B. 点突变

C. 基因扩增

D. 病毒诱导与启动子插入

E. 基因缺失

23. Bloom 综合征(BS)属于(　　)

A. 单基因遗传

B. 多基因遗传

C. 遗传易感性

D. 染色体畸变引起

E. 染色体不稳定综合征

24. 家族性结肠息肉病是常染色体显性遗传病，其基因定位于(　　)

A. 5q21

B. 11p13

C. 16q14

D. 17p

E. 17q11.2

25. Rb 基因定位于(　　)

A. 3p21

B. 5q21—23

C. 11pl3

D. 13q14

E. 17q12

26. Wilms 瘤基因定位于(　　)

A. 3p21

B. 5q21 - 23

C. 11pl3

D. 13q14

E. 17q12

27. 常见的肿瘤染色体数目异常类型是(　　)

A. 整倍的增加

B. 只存在极少的肿瘤细胞内

C. 整倍的减少，即出现单体型

D. 大多数是非整倍体

E. 以上说法都不对

28. 抑癌基因在肿瘤的发展中处于(　　)

A. 显性失活状态

B. 隐性突变(失活)状态

C. 激活状态

D. 突变后抑制细胞衰老和分化

E. 突变后促进细胞向正常转化状态

29. 多基因遗传的恶性肿瘤的特点是(　　)

A. 早期发病

B. 恶性程度高

C. 具有复杂的多基因遗传基础

D. 往往存在有固定的脆性部位

E. 有家族聚焦现象

30. 标记染色体(　　)

A. 往往是非特异性的

B. 具有克隆性起源，可以作为特征性的诊断标记

C. 只存在于肿瘤染色体中

D. 主要是某一条染色体特定片段的缺失

E. 在一种肿瘤细胞中可能存在两个以上

31. Ph 染色体常见于(　　)

A. 慢性粒细胞白血病

B. 视网膜母细胞瘤

C. 慢性淋巴细胞白血病

D. 乳腺癌细胞

E. Burkitt 淋巴瘤

32. 对肿瘤发生有抑制作用的基因为(   )

A. Rb 基因

B. p53 基因

C. nm23

D. FOS

E. MYC

33. P53 基因定位于(   )

A. 11pl3

B. 17p13

C. 17q12

D. 13q14

E. 3p21

34. P53 基因最主要的性质是(   )

A. 属于转移抑制基因

B. 是人类发现的第一个抑癌基因

C. 其突变型的抑癌作用更加明显

D. 涉及了各种人类肿瘤的形成

E. 基因杂合性丢失而引起肿瘤发生

35. 肿瘤抑制基因的作用(   )

A. 在杂合性丢失时作用消失

B. 与促进细胞生长相关

C. 可被癌基因激活

D. 可以导致细胞恶性生长

E. 可以抑制细胞的衰老和分化

36. 原癌基因附近一旦被插入一个强大的(   )，如反转录病毒基因组中的长末端重复序列(LTR)，也可被激活。

A. 外显子

B. 转座子

C. 启动子

D. 操纵子

E. 增强子

二、多项选择题

1. 关于肿瘤发生的遗传学机制，下列说法正确的是(   )

A. 肿瘤完全是由遗传因素决定的

B. 一个肿瘤的每个细胞内染色体许多共同的异常，这可以用它们是由一个突变细胞经过细胞分裂而产生的，即肿瘤发生的单克隆学说来解释

C. 二次突变假说认为，一些细胞的恶性转化需要两次或两次以上的突变。第一次突变

可能发生在生殖细胞或由父母遗传得来，为合子前突变，也可能发生在体细胞；第二次突变则均发生在体细胞

D. 肿瘤发生是癌基因和抑癌基因相互作用的结果

E. 肿瘤是完全由环境因素决定的

2. 一种人类肿瘤细胞染色体数为70，称为(　　)

A. 三倍体

B. 超三倍体

C. 超二倍体

D. 亚三倍体

E. 比三倍体多一条染色体

3. 单基因遗传的肿瘤是(　　)

A. 视网膜母细胞瘤

B. 肾母细胞瘤

C. 嗜铬细胞瘤

D. 神经母细胞瘤

E. 肝癌

4. 多基因遗传的肿瘤是(　　)

A. 多发性神经母细胞瘤

B. 皮肤鳞癌

C. 肝癌

D. 前列腺癌

E. 乳腺癌

5. 芳羟化酶(AHH)是一种(　　)

A. 氧化酶

B. 磷酸化酶

C. 诱导酶

D. 过氧化氢酶

E. 还原酶

6. 以下哪些是共济失调性毛细血管扩张症的特点(　　)

A. AR 遗传

B. 毛细血管扩张

C. 多基因遗传

D. 单基因遗传

E. 无免疫缺陷

7. Bloom 综合征的遗传学特征有(　　)

A. 断裂性突变

B. 多基因遗传

C. 染色体不稳定

D. 姐妹染色单体交换

E. 四射体结构

8. 着色性干皮病的特点有(　　　　)

A. 对光敏感

B. AR 遗传

C. 易患皮肤癌

D. 四射体结构

E. 染色体不稳定

9. 属于抑癌基因的有(　　　　)

A. RB

B. p53

C. NM23

D. fas

E. SRC

10. 属于原癌基因的有(　　　　)

A. ras

B. SRC

C. RB

D. p53

E. NM23

11. 下列哪些基因为癌基因(　　　　)

A. TIMP

B. erb - B

C. fms

D. DDC

E. ras

12. 下列哪些基因为肿瘤转移抑制基因(　　　　)

A. Rb

B. p53(突变型)

C. TIMP

D. nm23

E. MHC

13. 慢性粒细胞白血病(CML)中的 Ph 染色体(　　　　)

A. 为费城染色体

B. 有早期诊断价值

C. 为特异性标记染色体

D. 为 22 号染色体长臂末端缺失一段

E. 为 9 号染色体长臂末端缺失一段

14. 下列哪些学说用来解释肿瘤发病机制(　　　　)

A. 肿瘤的单克隆起源假说

B. 多基因学说
C. 两次突变学说
D. 多步骤遗传损伤学说
E. 赖昂假说
15. 原癌基因的特点是(　　　　)
A. 一个原癌基因激活可引起恶性肿瘤的发生
B. 在正常基因组中存在
C. 在控制细胞增殖和分化中起作用
D. 只在病毒基因组中存在
E. C－H－ras 是一种重要的原癌基因
16. 原癌基因的功能包括(　　　　)
A. 促进细胞生长
B. 参与细胞分裂
C. 控制细胞生长的调控系统
D. 始终表现出活性
E. 异常激活可导致细胞的恶性转化
17. 原癌基因的激活是由于(　　　　)
A. 点突变 B. 启动子插入
C. 基因扩增
D. 基因缺失
E. 染色体易位和重排
18. 恶性肿瘤发生的条件和特征是(　　　　)
A. 两次以上突变事件
B. 染色体的不稳定性
C. 克隆性起源
D. 标记染色体
E. 随机发生
19. 遗传性癌前病变有(　　　　)
A. 神经纤维瘤
B. 黑色素瘤
C. 家族性结肠息肉
D. Bloom 综合征
E. Wilms 瘤

三、填空题

1. 存在于正常细胞中的、与原癌基因共同调控细胞生长和分化的基因称为______________。

2. 不同的癌基因其激活机制不同，一般分为____________、____________、____________以及______________四类。

3. 在肿瘤细胞内常见到结构异常的染色体，如果一种异常的染色体较多地出现在某种肿瘤的细胞内，就称为________，分为________和________两类。

4. 大多数恶性肿瘤细胞的染色体为________，而且在同一肿瘤内染色体数目波动的幅度较大。

5. 着色性干皮病是一种罕见的由________所致的常染色体隐性遗传病，发病率约1/250 000。

6. 对从Rous肉瘤病毒中得到src癌基因的分析显示，src癌基因并不是病毒本身的基因，而是由其祖先病毒经转导而携带出的________，这个相应的宿主基因就是原癌基因。

7. 近年来研究发现，肿瘤转移与两类基因密切相关，一类是________，一类是________，肿瘤转移是这两类综合作用的结果。

8. 肿瘤发生的遗传学说有________、________和________。

9. 存在于病毒基因组中的癌基因称为________，宿主序列中与具有同源性的基因称为________或________。

四、名词解释

1. 癌家族
2. 家族性癌
3. 标记染色体
4. 特异性标记染色体
5. Ph染色体
6. 癌基因
7. 原癌基因
8. 肿瘤抑制基因

五、问答题

1. 家族性癌有哪些特点？
2. 细胞癌基因的激活方式有哪些？
3. 原癌基因按其产物功能可分为几类？试述各类之功能。
4. 简述Ph染色体发现的临床意义。

第十一章　遗传病的诊断、治疗和预防

一、单项选择题

1. 进行酶、蛋白质和代谢产物的定性定量分析，是确诊哪类疾病的首选方法(　　)
A. 单基因病
B. 多基因病
C. 染色体病
D. 传染病
E. 先天愚型
2. 性染色质检查可以对下列哪种疾病进行辅助诊断(　　)
A. 苯丙酮尿症
B. 18－三体综合征
C. 21－三体综合征
D. Turner 综合征
E. 地中海贫血
3. 临床上诊断苯丙酮尿症患儿的首选方法是(　　)
A. 染色体检查
B. 生化检查
C. 系谱分析
D. 性染色质检查
E. 基因诊断
4. 下列哪种疾病应进行染色体检查(　　)
A. 先天愚型
B. α 地中海贫血
C. 苯丙酮尿症
D. 假肥大型肌营养不良症
E. 白化病
5. 家族史是指(　　)
A. 患者母系所有家庭成员患同一种病的情况
B. 患者父系所有家庭成员患同一种病的情况
C. 患者父系及母系所有家庭成员患病的情况
D. 患者父系及母系所有家庭成员患同一种病的情况
E. 以上都不是
6. 正常人的 atd 角一般为多少度(　　)

A. 小于 30°
B. 约 40°左右
C. 大于 50°
D. 大于 60°
E. 不能确定
7. 先天愚型患者的 atd 角平均值约为(　　)
A. 30°
B. 40°
C. 50°
D. 60°
E. 70°
8. 胎儿出生前对其是否患有疾病作出诊断，称为(　　)
A. 产前诊断
B. 基因诊断
C. 携带者检查
D. 遗传咨询
E. 临床诊断
9. 进行产前诊断的指征不包括(　　)
A. 夫妇任一方有染色体异常
B. 曾生育过染色体病患儿的孕妇
C. 夫妇任一方为单基因病患者
D. 曾生育过单基因病患儿的孕妇
E. 年龄小于 35 岁的孕妇
10. 性染色质检查常辅助诊断下列哪种疾病(　　)
A. 常染色体数目畸变
B. 常染色体结构畸变
C. 性染色体数目畸变
D. 性染色体结构畸变
E. 性染色体数目畸变和结构畸变
11. 以寡核苷酸探针作基因诊断时，如待测基因能与正常探针及突变探针同时结合，则表明该个体为(　　)
A. 正常个体
B. 患者
C. 杂合体
D. 无法判断
E. 以上都不是
12. 关于 DNA 体外扩增，下列哪一项是错误的(　　)
A. 此方法需要基因探针
B. 需要 DNA 聚合酶

C. 需要一对与待测 DNA 片段的两条链的两端分别互补的引物
D. 它是以 DNA 变性、复性性质为基础的 DNA 反复复制的过程
E. 以上都不是
13. 治疗遗传病最理想的方法是(　　)
A. 手术治疗
B. 饮食治疗
C. 心理治疗
D. 药物治疗
E. 基因治疗
14. 可改善和矫正遗传病患者症状的临床治疗方法是(　　)
A. 手术治疗
B. 饮食治疗
C. 心理治疗
D. 药物治疗
E. 酶的补偿疗法
15. 苯丙酮尿症早期可以采取的措施是(　　)
A. 手术治疗
B. 控制饮食
C. 药物治疗
D. 基因治疗
E. 心理治疗
16. 目前诊断畸胎最常用的方法是(　　)
A. 羊膜囊穿刺
B. 绒毛膜检查
C. 胎儿镜检查
D. 脐带穿刺术
E. B 超
17. 观察胎儿是否患先天性心脏病，可选用的产前诊断方法是(　　)
A. 羊膜囊穿刺
B. 绒毛膜检查
C. 胎儿镜检查
D. 脐带穿刺术
E. B 超
18. 对孕妇及胎儿损伤最小的产前诊断方法是(　　)
A. 羊膜穿刺术
B. 胎儿镜检查
C. 绒毛取样
D. B 型超声扫描
E. X 线检查

19. 羊膜穿刺的最佳时期是(　　)
A. 孕 7 ~ 9 周
B. 孕 8 ~ 16 周
C. 孕 16 ~ 20 周
D. 孕 20 周以后
E. 孕 25 ~ 30 周
20. 资料统计，女性最佳生育年龄是(　　)
A. 18 ~ 23 岁
B. 20 ~ 23 岁
C. 24 ~ 29 岁
D. 30 ~ 35 岁
E. 35 ~ 40 岁
21. 孕妇妊娠早期缺乏叶酸易引起胎儿(　　)
A. 缺铁性贫血
B. 神经管畸形
C. 佝偻病
D. 甲状腺功能低下
E. 先天性耳聋
22. 在遗传病的预防中最有意义的是(　　)
A. 现症患者的诊断
B. 产前诊断
C. 遗传咨询
D. 症状前诊断
E. 婚前检查
23. 下列描述不正确的是(　　)
A. 只要有致畸因子存在，就会致畸
B. 致畸因子的损伤与剂量有关
C. 孕妇对致畸因子的感受性存在个体差异
D. 胎儿发育的不同阶段对致畸因子的感受性不同
E. 致畸因子作用严重时会引起流产、早产甚至死产
24. 影响优生的生物因素有(　　)
A. 电离辐射
B. 维生素
C. 链霉素
D. 风疹病毒感染
E. 吸烟

二、多项选择题

1. 性染色质检查可以对下列哪几种疾病进行辅助诊断(　　　　)

A. Turner 综合征
B. 先天性睾丸发育不全综合征
C. 18 – 三体综合征
D. 苯丙酮尿症
E. 超雄综合征
2. 进行产前诊断的指征包括(　　　)
A. 夫妇任一方有染色体异常
B. 曾生育过染色体病患儿的孕妇
C. 夫妇任一方为单基因病患者
D. 曾生育过单基因病患儿的孕妇
E. 年龄小于 35 岁的孕妇
3. 临床上产前诊断的常用方法包括(　　　)
A. 羊膜穿刺术
B. 胎儿镜检查
C. B 型超声扫描
D. 绒毛取样
E. X 线检查
4. 核型分析可诊断下列哪几类遗传病(　　　)
A. 单基因病
B. 多基因病
C. 染色体数目异常
D. 染色体结构异常
E. 所有遗传病
5. 染色体病主要临床特征有(　　　)
A. 生长发育迟缓
B. 单发畸形
C. 智力障碍
D. 皮纹改变
E. 性发育异常
6. 下列哪些疾病可用系谱分析法判断遗传方式(　　　)
A. 常染色体显性遗传病
B. 多基因遗传病
C. 线粒体遗传病
D. 常染色体隐性遗传病
E. 体细胞遗传病
7. 我国列入新生儿筛查的疾病有(　　　)
A. 苯丙酮尿症
B. 半乳糖血症
C. G – 6 – PD 缺乏症

D. 先天性甲状腺功能低下
E. 维生素 D 缺乏性佝偻病
8. 侵入性产前诊断包括(　　)
A. B 超检查
B. 羊膜穿刺术
C. 绒毛取样法
D. 脐带穿刺术
E. 胎儿镜检查
9. 我国推行优生的主要措施有哪些(　　)
A. 遗传咨询
B. 提倡适龄婚育
C. 严格实行婚前优生保健检查
D. 注意环境保护
E. 建立并推行优生优育法规

三、填空题

1. 遗传病的诊断可分为________、________和________三种类型。
2. 表型正常但带有致病遗传物质的个体称为________，它可以将这一有害的遗传信息传递给下一代。
3. 遗传病诊断的实验室检查主要包括________、________及________。
4. 家族史即整个家系患________，它应能够充分反映患者父系和母系各家族成员的发病情况。
5. 细胞遗传学检查包括________和________。
6. ________是临床上诊断单基因病的首选方法。
7. 基因诊断的最基本工具包括________和________。
8. 遗传病的治疗大致上可分为以下四类：________、________、________、________。
9. 药物治疗遗传病的原则可以概括为________。
10. 基因治疗是指运用________修复遗传病患者细胞中有缺陷的基因，使细胞恢复正常功能，遗传病得到治疗。
11. 基因治疗按其受体细胞不同分类有________和________两类。
12. 通过直接或间接的方法在胎儿出生前诊断其是否患有某种疾病叫做________。
13. 直接观察胎儿的表型改变可通过________、________及________来完成。
14. 影响优生的环境因素有________、________、________、________。
15. 出生缺陷的类型主要有________、________、________

______________。

四、名词解释

1. 产前诊断
2. 基因诊断
3. 遗传咨询
4. 优生学
5. 出生缺陷

五、问答题

1. 遗传病临床诊断的主要步骤是什么?
2. 遗传病的治疗包括哪些方法?
3. 遗传病实验室检查的主要方法有哪些?
4. 临床上进行染色体检查的指征有哪些?
5. 影响畸胎发生的因素有哪些?
6. 什么是产前诊断? 产前诊断的主要方法有哪些?
7. 遗传咨询的主要步骤是什么? 遗传咨询的意义有哪些?
8. 滥用药物可致先天性畸形，试举出几种可致畸形常滥用的药物并说明它们可致哪些畸形。

参考答案

第一章 医学遗传学绪论

一、单项选择题

1. A 2. B 3. E 4. D 5. C 6. A 7. E 8. B 9. C 10. D 11. D 12. E 13. B 14. A

二、多项选择题

1. BD 2. BCE 3. ACDE 4. AE 5. ABDE

三、填空题

1. 遗传 环境
2. 遗传病 垂直传递
3. 单基因遗传病 多基因遗传病 染色体病 线粒体遗传病 体细胞遗传病
4. 数目 结构 常染色体病 性染色体病
5. 线粒体病 母系
6. 单基因遗传病
7. 多基因遗传病
8. 体细胞遗传病

四、名词解释

1. 医学遗传学：是医学与遗传学相结合的一门边缘学科，是人类遗传学的一个组成部分。它主要研究人类遗传性疾病的发生机制、传递方式及遗传基础，为遗传病及相关疾病的诊断、预防、治疗及预后提供科学依据的科学。

2. 遗传病：是细胞中的遗传物质发生改变所引起的疾病，可在上、下代之间按一定方式传递。

3. 家族性疾病：是指某种表现出家族聚集现象的疾病，一个家族中有多个成员患同一疾病，分为遗传性和非遗传性两种类型。

4. 先天性疾病：是指一个个体出生时就表现的疾病，分为遗传性和非遗传性两种类型。

5. 单基因病：主要受一对等位基因所控制的疾病，即一对染色体上单个基因或一对等位基因发生突变所引起的疾病。

6. 多基因病：多对基因和环境因素共同作用所引起的疾病。

7. 线粒体病：由于线粒体基因突变导致的疾病。

五、问答题

略

第二章　遗传的细胞基础

一、单项选择题

1. C　2. D　3. E　4. C　5. C　6. B　7. B　8. D　9. D　10. D　11. C　12. B　13. C　14. D　15. B　16. A　17. B　18. B　19. B　20. C　21. A　22. A　23. B　24. D　25. B　26. C　27. C　28. C　29. B　30. B　31. C　32. D　33. E　34. A　35. D　36. E　37. B　38. D　39. C　40. C　41. D　42. C　43. A　44. C　45. D　46. D　47. B　48. D　49. B　50. C　51. E　52. E　53. B　54. D　55. C　56. A　57. A　58. A　59. B　60. B　61. C　62. B　63. B　64. B　65. B

二、配伍题

1. C　2. C　3. B　4. E　5. A　6. B　7. C　8. D　9. D　10. E　11. B　12. D　13. A　14. C　15. E　16. C　17. A　18. E　19. D　20. B

三、多项选择题

1. ABCDE　2. ABD　3. ACDE　4. ABC　5. AB

四、填空题

1. 染色质　染色体

2. 染色体组　基因组

3. 长短臂的末端　着丝粒　某些特殊的带

4. 2 个　1 个

5. 增殖　生长　成熟　变形　成熟

6. 5　细线　偶线　粗线　双线　终变

7. 23

8. 4　四分体

9. 46　23

五、名词解释

1. 染色质：是指间期细胞核内易被碱性染料着色的物质，是遗传信息的载体。

2. 染色体：细胞进入有丝分裂时，染色质高度折叠盘曲而凝聚成条状或棒状的特殊形态，称为染色体。

3. 核小体：染色质的基本单位。由5种组蛋白和200个左右的碱基对的DNA分子组成，其中4种组蛋白，各两个分子组成八聚体，构成核小体核心，DNA分子(约140个碱基对)在其外缠绕约1.75圈，形成直径为11nm的核小体。

4. 常染色质：间期细胞核中染色较浅、折叠压缩程度较低，处于伸展状态的染色质。功能活跃，能活跃地进行复制和转录，积极参与RNA及蛋白质的合成代谢。

5. 异染色质：间期细胞核中染色较深，折叠压缩程度高，处于凝聚状态的染色质。功能不活跃，很少进行转录和复制。

6. 细胞增殖周期：连续分裂的细胞从一次有丝分裂结束后开始，到下一次有丝分裂结束为止所经历的过程。

7. 减数分裂：是有性生殖个体形成生殖细胞的一种特殊分裂方式。整个细胞周期DNA只复制一次，细胞连续分裂两次，形成的子细胞中染色体数目减少一半。

8. 同源染色体：指形态、大小、结构相同的一对染色体，一条来自父方，一条来自母方。

9. 联会：同源染色体相互靠拢，在相同位置准确配对的过程称为联会。

10. 姐妹染色单体：染色体由着丝粒相连的形态大小完全一致的两条染色单体互称为姐妹染色单体。

11. 核型：指一个体细胞中期的全套染色体，按大小和形态特征配对，按顺序分组排列所构成的图像。

12. 核型分析：将细胞分裂中期染色体的摄影照片放大后，逐条剪下来进行染色体数目、形态特征的分析，确定是否与正常核型完全一致，称为核型分析。

13. 染色体显带技术：指用各种特殊的染色方法，使每一号染色体的短臂和长臂上显现出一条条明暗交替或深浅相间的横纹。

六、问答题

略

第三章　遗传的分子基础

一、单项选择题

1. B 2. C　3. D　4. A　5. D　6. C　7. C　8. B　9. D　10. C　11. B　12. B　13. C　14. B　15. D　16. B　17. C　18. A　19. C　20. B　21. B　22. A　23. E　24. D　25. E　26. D　27. C　28. D　29. D　30. B　31. B　32. B33. B　34. B　35. C　38. E　39. E

二、多项选择题

1. BE　2. ABCDE　3. AD　4. ABC5. ABCD　6. BCE7. ABCDE　8. ACD　9. BCDE　10. ACE

三、填空题

1. DNA
2. 核　线粒体　单一序列　重复序列　基因家族
3. 侧翼序列　启动子　增强子　终止子
4. 转录　翻译
5. 戴帽　加尾　剪接
6. 转录前　转录水平　转录后　翻译水平　翻译后调控
7. 多向性　可逆性　稀有性　有害性
8. 同义突变　错义突变　无义突变　终止密码突变
9. 物理因素　化学因素　生物因素
10. 脱氧核苷酸　磷酸　戊糖　碱基
11. A　G　C
12. 2 个　3 个
13. 通用性　方向性　兼并性　连续性
14. 半保留复制
15. 遗传信息

四、名词解释

1. 基因：是遗传物质的结构和功能单位，是一段能够合成一个具有一定功能的多肽或RNA 分子所必需的 DNA 序列。

2. 结构基因：是指编码多肽或 RNA 的基因。

3. 基因组：是指一个物种单倍体染色体上所携带的全部基因，是生物体内遗传信息的集合，更精确地讲是指一套染色体中的完整的 DNA 序列。

4. 基因突变：是指基因 DNA 分子中碱基对组成或排列顺序发生改变。

5. 基因表达：是指把基因中所储存的遗传信息，转变为由特定的氨基酸种类和序列构成的多肽链，再进一步形成蛋白质或酶分子，从而决定生物性状(表型)的过程。

6. 转录：是指在 RNA 聚合酶的催化下，以 DNA 为模板，合成 RNA 的过程。

7. 翻译：是指 mRNA 将转录的遗传信息“解读”成为蛋白质多肽链氨基酸排列顺序的过程。

8. 调控基因：指某些能调节控制结构基因表达的基因。

9. 断裂基因：真核生物结构基因是不连续排列的，由编码序列和非编码序列组成，称为断裂基因。

五、问答题

略

第四章　遗传的基本规律

一、单项选择题

1. C　2. C　3. C　4. B　5. C　6. B　7. D　8. C　9. C　10. B　11. C　12. D　13. B 14. C　15. C　16. B　17. C　18. C　19. B　20. C　21. B　22. C　23. B　24. E　25. B　26. C　27. D　28. A　29. C　30. D　31. A　32. A　33. C　34. C　35. B　36. A　37. C　38. C　39. B　40. D

二、配伍题

1. A　2. B　3. D　4. B　5. A　6. B　7. A　8. E　9. C　10. D

三、填空题

1. 分离定律　自由组合定律　连锁和互换定律
2. 一　一
3. 高　矮　高　矮
4. 1/4　1/4　1/2　3∶1
5. 同源染色体　等位基因
6. 亲本　母本　父本　配子　杂交　杂交第一代　杂交第二代　自交
7. 孟德尔　豌豆
8. 非同源　两对或两对以上　非同源　非等位基因
9. 9　4　黄圆　黄皱　绿圆　绿皱　9∶3∶3∶1
10. 摩尔根　果蝇　连锁与互换
11. 完全连锁　不完全连锁
12. 一条染色体上　另一条染色体上
13. 4　22　1　24
14. 大　小　互换率(或交换率)

四、名词解释

1. 性状：是指生物所具有的形态的、功能的或生物化学的特点。
2. 相对性状：同一性状在同种生物的不同个体之间所表现的对立差异。
3. 显性性状：在子一代中表现出来的亲本性状。
4. 隐性性状：在子一代中不能表现出来的亲本性状。
5. 性状分离：杂合后代中出现不同性状的现象。
6. 显性基因：控制显性性状的基因。
7. 隐性基因：控制隐性性状的基因。
8. 等位基因：位于同源染色体上的相同位置，控制同类性状的一对基因，它们决定一对相对性状，是由同一个基因起源的。

9. 基因型：是指生物的基因组成，是肉眼看不到的，只有通过杂交方法才能推测，常用英文字母表示。

10. 表现型：是指生物体表现出的性状，是肉眼能看到的，或用某些方法测得到的，常用中文表示。

11. 纯合体：位于同源染色体相同座位上的一对基因相同的个体称为纯合体。

12. 杂合体：位于同源染色体相同座位上的一对基因不相同的个体称为杂合体。

13. 测交：用子一代杂合个体与隐性纯合亲本进行杂交，用以测定杂合体基因型的方法。

14. 连锁：两对或两对以上不同的基因位于一对同源染色体上时，它们并不自由组合，而是联合在一起，作为一个整体进行传递，这种现象称为连锁。

15. 互换：在减数分裂过程中，同源染色体上的等位基因之间可以发生交换，使后来的连锁基因发生改变，构成新的基因连锁关系，这种现象称为互换。

五、问答题

略

第五章　单基因遗传与单基因病

一、单项选择题

1. A 2. C 3. D 4. D 5. A 6. D 7. D 8. A 9. A 10. C 11. D 12. D 13. A 14. C 15. A 16. C 17. D18. D 19. B 20. B 21. A 22. B 23. B 24. C 25. A 26. B 27. C 28. B 29. B 30. C 31. A 32. A 33. D 34. C 35. B 36. C 37. B 38. A 39. A 40. D 41. B 42. E 43. C 44. E 45. E 46. D 47. C 48. E 49. B 50. B 51. C 52. E 53. D 54. C 55. E 56. A 57. B 58. A 59. E 60. B 61. D 62. B 63. A 64. E 65. D 66. C

二、多项选择题

1. ABCD　2. ABDE　3. ACD

三、填空题

1. 等位基因
2. 系谱分析法　先证者
3. Rr
4. 不规则显性遗传
5. 不完全显性遗传
6. B 型　O 型　3/4　1/4
7. 延迟显性遗传

8. 酪氨酸

9. 2/3

10. 性 常

四、名词解释

1. 系谱：是指从先证者入手，在详细调查其家庭成员的发病情况后，按国际上通用的格式和符号绘制成的图谱。

2. 先证者：指某个家族中第一个被医生或遗传学研究者确诊患某种遗传病的人。

3. 系谱分析：根据系谱进行分析，以确定某一特定性状或疾病是否具有遗传因素的影响及其可能的遗传方式，从而对家系中其他成员的发病情况作出预测。

4. 复等位基因：一对同源染色体上的某一基因座位上有三种或三种以上的基因，但对每个个体来说，最多只能占有其中的任意两个基因(一对基因)。

5. 共显性遗传：指一对等位基因之间没有显性与隐性的区别，在杂合状态下两种基因的作用同时完全表达出来。

6. 表现度：指具有一定基因型的个体形成相应表现型的明显程度。

7. 外显率：指一定基因型群体在特定的环境中形成相应表现型的百分率。

8. 携带者：是指表现型正常但带有致病基因的杂合个体。

9. 交叉遗传：男性的 X 连锁基因只能从母亲传来，将来也只能传给他的女儿，不可能从男性传给男性，这种遗传方式称为交叉遗传。

10. 遗传异质性：表现型相同而基因型不同的现象称为遗传异质性。

11. 限性遗传：是指常染色体上的基因，不管其性质是显性的还是隐性的，由于性别限制，只在一种性别得以表现，而在另一性别完全不能表现的现象。

五、问答题

略

第六章 分子病和遗传性酶病

一、单项选择题

1. B 2. A 3. A 4. B 5. B 6. A 7. D 8. E 9. D 10. B 11. D 12. A 13. E 14. A

二、配伍题

1. B 2. A 3. E 4. B 5. E 6. B 7. D 8. C 9. D 11. C 12. D 13. A 14. B 15. C 16. C 17. A 18. C 19. E 20. B 21. B 22. A 23. D24. C 25. E

三、填空题

1. 肽链结构 肽链合成数量

2. 类 α 类 β 血红素辅基
3. 5′3′
4. β β α
5. 抗血友病　Xq28
6. X 连锁隐性　抗肌萎缩
7. LDL　常染色体显性　不完全显性
8. 苯丙氨酸羟化　常染色体隐性遗传
9. 半乳糖 - 1 - 磷酸尿苷转移酶　常染色体隐性
10. 酪氨酸酶　Xp22

四、名词解释

1. 分子病：指基因突变使蛋白质的分子结构或合成的量异常，直接引起机体功能障碍的一类疾病。如血红蛋白病。

2. 遗传性酶病：也称遗传性代谢缺陷，指由于基因突变而造成的酶蛋白分子结构或数量的异常所引起的疾病。

五、问答题

略

第七章　多基因遗传病

一、单项选择题

1. D　2. C　3. D　4. A　5. E　6. A　7. C　8. A　9. B　10. E　11. A　12. E　13. C　14. A　15. D　16. B　17. C　18. C　19. C　20. A　21. C　22. C　23. B　24. E　25. C　26. D　27. A　28. D　29. B　30. D　31. C　32. C　33. C　34. C　35. D

二、多项选择题

1. ABE　2. ABDE　3. CD　4. ACDE　5. ABCD　6. BCDE

三、填空题

1. 一　质量性状　数量性状
2. 孟德尔　共显性　累加
3. 中间类型
4. 1% ~10% 70% ~80%
5. 低
6. 遗传因素　环境因素
7. 低
8. 高

9. 10%

10. 高 低 高

四、名词解释

1. 质量性状：变异在一个群体中的分布是不连续的，可以把变异的个体明显地区分为 2 ~3 群，这 2 ~3 群之间的差异显著。

2. 数量性状：变异在一个群体中的分布是连续的，只有一个峰，即平均值。

3. 易患性：在多基因遗传病中，一个个体在遗传基础和环境共同作用下，患病的风险称易患性。

4. 阈值：在多基因遗传病中，当一个个体的易患性达到一定的限度时，这个个体就将患病，这个易患性的限度就称为阈值，在环境条件相同的条件下，阈值代表了发病必需的最低的基因数量。

5. 遗传率：在多基因遗传病中，易患性的高低受遗传基础和环境因素的双重影响，其中遗传基础所起的作用的大小称遗传率。

6. 微效基因：在多基因遗传中，控制数量性状的基因对性状形成的效应是微小的，因而被称为"微效基因"。

7. 多基因病：受多对基因控制的遗传病。

五、问答题

略

第八章 染色体畸变与染色体病

一、单项选择题

1. D 2. C 3. C 4. D 5. D 6. C 7. C 8. B 9. C 10. A 11. C 12. E 13. B 14. B 15. C 16. A 17. C 18. B 19. A 20. D 21. D 22. C 23. D 24. C 25. C 26. C 27. B 28. A 29. A 30. D 31. B 32. C 33. C 34. B 35. E 36. B 37. D 38. D 39. B 40. D 41. B 42. B 43. E 44. B 45. B 46. D 47. D 48. C 49. D 50. D 51. B 52. C 53. C 54. B

二、多项选择题

1. BCDE 2. CDE 3. ACD 4. ABCDE 5. ABD 6. ACD 7. AC 8. ABCDE 9. ABC 10. AC 11. AD 12. ABC 13. ACE 14. ACD 15. ACD 16. AB 17. ABE 18. ACDE 19. ABE 20. AD 21. ABDE 22. BCD 23. ACD

三、填空题

1. 数目畸变 结构畸变

2. 双雌受精 双雄受精 核内复制

3. 单体型　三体型或多体型
4. 四倍体
5. 嵌合体
6. 染色体畸变携带者
7. 倒位圈
8. 染色体丢失　染色体不分离
9. 臂内倒位　臂间倒位
10. 睾丸和卵巢(两性性腺)　真两性畸形　假两性畸形

四、名词解释

1. 染色体畸变：人类细胞中染色体在数目或结构上发生异常改变统称为染色体畸变。

2. 染色体组：人类等二倍体生物正常生殖细胞中的全部染色体称为染色体组(n)。

3. 染色体数目畸变：以人类二倍体细胞为标准，体细胞中的染色体数目超出或少于46条染色体的畸变称为染色体数目畸变。

4. 整倍体：个体细胞中的染色体数目在二倍体(2n)的基础上，以染色体组(n)为基数，整倍地增加或减少称为整倍体。

5. 非整倍体：个体细胞中的染色体数目在二倍体(2n)的基础上，增加或减少一条或数条，称为非整倍体。

6. 亚二倍体：体细胞中染色体数目比二倍体(2n)少了一条或数条。

7. 超二倍体：体细胞中染色体数目比二倍体(2n)多了一条或数条。

8. 三体型：细胞内某对染色体多了一条染色体，染色体数目变为2n+1，称为三体型。

9. 嵌合体：指一个个体体内同时存在两种或两种以上不同核型的细胞系。

10. 染色体结构畸变：人类细胞中的染色体在结构上发生的改变。

11. 缺失：指染色体部分片段的丢失。分为末端缺失和中间缺失。

12. 倒位：指某一染色体发生两处断裂后，两断点中间的片段旋转180°后重接，造成染色体上基因的重排。分为臂内倒位和臂间倒位。

13. 相互易位：指两条非同源染色体同时发生断裂，断片交换位置后连接，形成两条衍生染色体的过程。

14. 罗伯逊易位：又称着丝粒融合。指发生在近端着丝粒染色体之间的一种特殊易位，即两条近端着丝粒染色体在着丝粒部位或附近部位发生断裂，二者的长臂在着丝粒处连接，形成一条由长臂构成的衍生染色体的过程。

15. 等臂染色体：指由于着丝粒横裂，形成了具有形态遗传结构完全相同的两个臂的染色体。

16. 染色体病：由染色体畸变引起的疾病称为染色体病。

17. 两性畸形：指性腺或内外生殖器、第二性征等不同程度具有两性特征的个体。

五、问答题

略

第九章 线粒体遗传病

一、单项选择题

1. A 2. E 3. B 4. A 5. D 6. E 7. D 8. B 9. E

二、多项选择题

1. ABCDE 2. ABC 3. BCE 4. ABE 5. ABCE 6. DE 7. ACE

三、名词解释

1. 线粒体病：指 mtDNA 突变引起的线粒体功能异常导致能量产生不足而出现的一组多系统疾病。

2. 母系遗传：人类受精卵中的线粒体绝大部分来自卵细胞，也就是说来自母系，这种传递方式称为母系遗传。

3. 线粒体脑肌病：线粒体突变导致的疾病病变同时侵犯中枢神经系统和骨骼肌称为线粒体脑肌病。

四、问答题

略

第十章 肿瘤与遗传

一、单项选择题

1. C 2. B 3. B 4. D 5. D 6. B 7. E 8. B 9. B 10. C 11. B 12. A 13. A 14. A 15. D 16. C 17. B 18. B 19. D 20. E 21. C 22. E 23. E 24. A 25. D 26. C 27. D 28. B 29. C 30. B 31. A 32. A 33. B 34. E 35. A 36. C

二、多项选择题

1. BCD 2. BE 3. ABCD 4. CDE 5. AC 6. ABD 7. ACD 8. ABC 9. ABC 10. AB 11. BCE 12. CDE 13. ABC 14. ACD 15. BCE 16. ABCE 17. ABCE 18. ABCD 19. ABC

三、填空题

1. 抗癌基因

2. 点突变 启动子插入 基因扩增 染色体断裂与重排

3. 标记染色体 非特异性标记染色体 特异性标记染色体

4. 非整倍体
5. DNA 修复基因缺陷
6. 宿主基因
7. 肿瘤转移基因　肿瘤转移抑制基因
8. 单克隆起源学说　二次突变假说　多步骤遗传损伤学说
9. 病毒癌基因　原癌基因　细胞癌基因

四、名词解释

1. 癌家族：是指一个家族中多个成员患有同一种遗传性恶性肿瘤。

2. 家族性癌：通常表示一个家族的多个成员患有恶性肿瘤，而不一定是遗传性的，所患肿瘤种类各异。

3. 标记染色体：在肿瘤的发生发展过程中，由于肿瘤细胞的增殖失控等原因，导致细胞有丝分裂异常并产生部分染色体断裂与重接，形成了一些结构特殊的染色体，称为标记染色体。

4. 特异性标记染色体：指一小部分经常出现在同一类肿瘤细胞内并能够在肿瘤细胞中稳定遗传的标记染色体，与肿瘤的恶性程度及转移能力密切相关。

5. Ph 染色体：是 1960 年 Nowell 在慢性粒细胞白血病（CML）中发现的比 G 组染色体还小的异常染色体，因在美国费城（Philadelphia）发现而被命名为 Ph 染色体（Philadelphia chromosome），由 t(9；22)(22pter→22q11：：9q34→qter) 易位所形成。约 95% 的慢性粒细胞白血病细胞携有 Ph 染色体，因此可以作为 CML 的诊断依据。它的发现首次证明了一种染色体畸变与一种特异性肿瘤之间的恒定关系。

6. 癌基因：能够使细胞癌变的基因统称为癌基因（oncogene）。它们原是正常细胞中的一些基因，是胚胎生长发育所必需的，但出生后它们大多已封闭。一旦这些基因在表达时间、表达部位、表达数量及表达产物结构等方面发生了异常，就可以导致细胞无限增殖并出现恶性转化。

7. 原癌基因：存在于正常细胞基因组中，能够调节控制细胞的生长、增殖与分化，但异常激活可引起细胞恶性转化的基因。

8. 肿瘤抑制基因：指正常细胞中抑制肿瘤发生的基因，也称抑癌基因或抗癌基因，与原癌基因共同调节细胞的生长、增殖与分化，抗癌基因的丢失或失活也可引发肿瘤的发生，例如 p53、p16 等。

五、问答题

略

第十一章　遗传病的诊断、治疗和预防

一、单项选择题

1. A　2. D　3. B　4. A　5. D　6. B　7. C　8. A　9. E　10. C11. C　12. A　13. E　14.

A 15. B 16. A 17. E 18. D 19. C 20. C 21. B 22. C 23. A 24. D

二、多项选择题

1. ABE 2. ABCD 3. ABCDE 4. CD 5. ACDE 6. AD 7. ABCD 8. BCDE 9. ABCDE

三、填空题

1. 临床诊断 产前诊断 基因诊断
2. 携带者
3. 细胞遗传学检查 生化检查 基因诊断
4. 同种疾病的历史
5. 染色体检查 性染色质检查
6. 生化检查
7. 探针 限制性内切酶
8. 手术治疗 药物治疗 饮食治疗 基因治疗
9. 补其所缺，禁其所忌，去其所余
10. DNA 重组技术
11. 生殖细胞基因治疗 体细胞基因治疗
12. 产前诊断
13. X 线检查 胎儿镜检查 B 型超声扫描
14. 生物因素 物理因素 化学因素 药物因素
15. 变形缺陷 断裂缺陷 发育不良 畸形

四、名词解释

1. 产前诊断：产前诊断又称宫内诊断，对孕期胎儿性别及其健康状况进行检测，目的是预防遗传病患儿的出生或对某些可治的遗传病患儿进行早期确诊和治疗。

2. 基因诊断：是指利用 DNA 分析技术直接从基因水平（DNA 或 RNA）检测基因缺陷。

3. 遗传咨询：遗传咨询又叫遗传商谈，是指医生或医学遗传学工作者和咨询者就某种遗传病在一个家庭中的发生、再发风险和防治上所面临的问题进行商谈和讨论。

4. 优生学：优生学是应用遗传学、医学等原理和方法研究如何改良人类遗传素质的科学。

5. 出生缺陷：是指新生儿出生时即在人类正常范围之外出现各种形态和结构的异常。

五、问答题

略

附 录

附录1

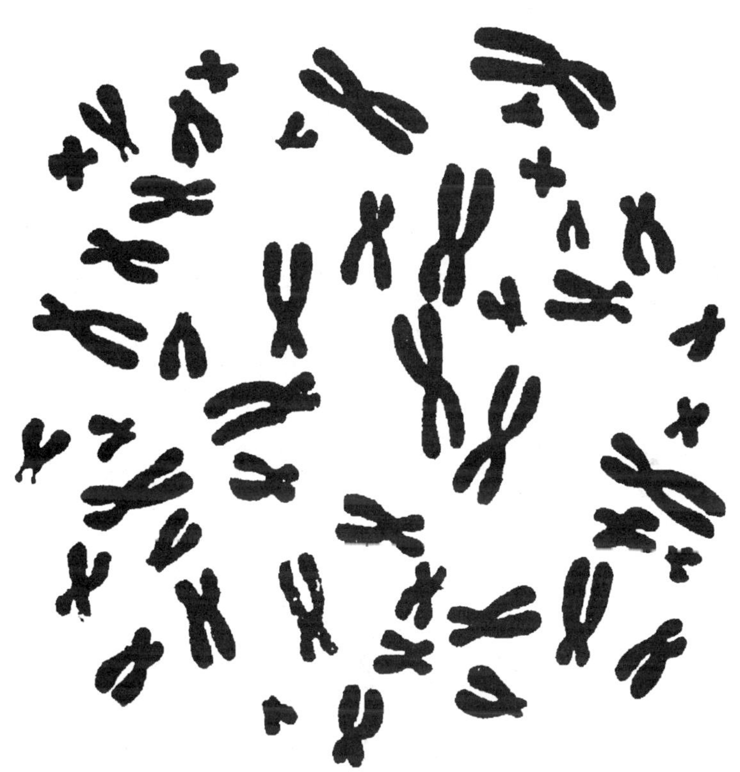

人类非显带染色体放大照片

附录 2

染色体核型分析报告单

照片编号：________ 姓名：________ 性别：______ 年龄：________

________A________ ________B________
1 2 3 4 5

________C________
6 7 8 9 10 11 12

______D______ ______E______
13 14 15 16 17 18

____F____ ____G____ ____性染色体____
19 20 21 22 X Y

注意：粘贴时，染色体短臂朝上，长臂朝下，每条染色体的着丝粒对准直线。
核型描述：____________________
诊断结果：____________________

附录 3

<table>
<tr><td colspan="6">人类皮纹观察记录表</td></tr>
<tr><td colspan="6">姓名：__________ 性别：________年龄：______民族：______ ______ 省________市</td></tr>
<tr><td colspan="4">右手　　右手掌褶纹类型：</td><td colspan="2">atd 角：</td></tr>
<tr><td></td><td>1. 拇指</td><td>2. 食指</td><td>3. 中指</td><td>4. 无名指</td><td>5. 小指</td></tr>
<tr><td>指纹图</td><td></td><td></td><td></td><td></td><td></td></tr>
<tr><td>指纹
类型</td><td></td><td></td><td></td><td></td><td></td></tr>
<tr><td>嵴纹数</td><td></td><td></td><td></td><td></td><td></td></tr>
<tr><td colspan="4">左手　　左手掌褶纹类型：</td><td colspan="2">atd 角：</td></tr>
<tr><td></td><td>1. 拇指</td><td>2. 食指</td><td>3. 中指</td><td>4. 无名指</td><td>5. 小指</td></tr>
<tr><td>指纹图</td><td></td><td></td><td></td><td></td><td></td></tr>
<tr><td>指纹
类型</td><td></td><td></td><td></td><td></td><td></td></tr>
<tr><td>嵴纹数</td><td></td><td></td><td></td><td></td><td></td></tr>
<tr><td colspan="6">总指嵴纹数(TRFC)：</td></tr>
</table>

附录4

人类正常性状调查表

性状	对象	本人	亲属							
卷舌	能卷舌									
	不能卷舌									
眼睑	双眼皮									
	单眼皮									
耳垂	有耳垂									
	无耳垂									
前额发际	“V”形									
	“一”形									
发式	卷发									
	直发									
顶发旋	顺时针									
	逆时针									
面部酒窝	有酒窝									
	无酒窝									
拇指关节外展	可外展									
	不可外展									
左右手嵌合	右手在上									
	左手在上									

参考文献

[1] 张明亮，王洪波. 细胞生物学和医学遗传学实验及学习指导[M]. 北京：人民卫生出版社，2014
[2] 王修海，单长民，杨康鹃. 医学遗传学实验指导. 第3版. 北京：科学出版社，2012
[3] 姜炳正，周德华. 医学遗传学[M]. 武汉：华中科技大学出版社，2010
[4] 周德华. 遗传与优生学基础[M]. 北京：人民卫生出版社，2010
[5] 左伋. 医学遗传学实验指导[M]. 第2版. 北京：人民卫生出版社，2008
[6] 王洪波，张明亮. 细胞生物学和医学遗传学[M]. 北京：人民卫生出版社，2014
[7] 张明亮，王洪波. 细胞生物学和医学遗传学实验及学习指导[M]. 北京：人民卫生出版社，2014
[8] 姜炳正，周德华. 医学遗传学[M]. 武汉：华中科技大学出版社，2010
[9] 周德华. 遗传与优生学基础[M]. 北京：人民卫生出版社，2010
[10] 左伋. 医学遗传学学习指导与习题集[M]. 第2版. 北京：人民卫生出版社，2008
[11] 王学民. 医学生物学学习指导[M]. 北京：人民卫生出版社，2004
[12] 李璞. 医学遗传学要点与自测[M]. 北京：北京大学医学出版社，2003

参考文献

图书在版编目（C I P）数据

医学遗传学实训指导及习题集 / 谌蓉，何露主编．
--长沙：中南大学出版社，2016.8
ISBN 978-7-5487-2455-1

Ⅰ．医… Ⅱ．①谌…②何… Ⅲ．医学遗传学—高等职业教育—教学参考资料 Ⅳ．R394

中国版本图书馆 CIP 数据核字(2016)第 189843 号

医学遗传学实训指导及习题集

主编 谌 蓉 何 露

□责任编辑 李 娴
□责任印制 易红卫
□出版发行 中南大学出版社
社址：长沙市麓山南路 邮编：410083
发行科电话：0731-88876770 传真：0731-88710482
□印 装 长沙印通印刷有限公司

□开 本 787×1092 1/16 □印张 10 □字数 243 千字
□版 次 2016 年 8 月第 1 版 □印次 2018 年 8 月第 2 次印刷
□书 号 ISBN 978-7-5487-2455-1
□定 价 26.00 元